MIGRAÑA, UNA PESADILLA CEREBRAL

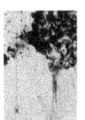

Arturo Goicoechea
MIGRAÑA
Una pesadilla cerebral

Ilustraciones
Ramón Echávarri

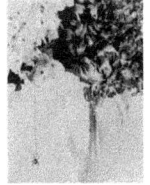

MIGRAÑA, UNA PESADILLA CEREBRAL
© Arturo Goicoechea, 2009
Ilustraciones: © Ramón Echávarri Mateos. 2009
http://sites.google.com/view/ramonechavarri
Figuras: V. Tellería
Portada: © V. Tellería, 2020
© Goicotellatu, 2020

ISBN: 9798605105855

Ninguna parte de esta publicación podrá reproducirse, grabarse o transmitirse en forma alguna, cualquiera que sea el método utilizado, sin autorización expresa por escrito de los titulares del copyright, excepto en el caso de citas breves en artículo críticos y revistas. Para información, diríjase a la fórmula de contacto, en arturo-goicoechea.com

Migraña, una pesadilla cerebral

Índice

Prólogo I
Respecto al dolor de cabeza, ... 1
Introducción 9
1 Aprender de los errores 15
2 ¿El cerebro nace o se hace hipocondríaco? 21
3 El cerebro tiene pesadillas 31
4 Sostienen los neurólogos 37
5 Las neurociencias avanzan que es una barbaridad 41
6 Piensa mal y ¿acertarás? 45
7 En la consulta, un día cualquiera… 47
8 "Puede que me venga de familia" 65
9 Copiamos mucho en la escuela… 73
10 *Know pain, no pain* 85
11 El sentido del daño 95
12 Las células en números rojos… 117
13 El sentido del peligro 123
14 Doctor, me duele mucho ¿no podría dañarme *algo*? 133
15 Inflamación "neurógena" 139
16 La pescadilla que se muerde la cola 155
17 ¿Oyen los grillos su propio cri-cri? 161
18 Alodinia 169
19 ¿No será que has comido *algo* que te ha sentado mal? 177
20 El parlamento neuronal 185
21 El cerebro… ¡existe! 191
22 Primeras batallas 209

23 Premios y castigos 219
24 Plantas "medicinales" 225
25 El efecto nocebo: las palabras duelen 235
26 El poder de la mente 243
27 Homo sapiens —*ma non troppo*— 247
28 La sociedad del malestar... 253
29 Me tomo las cosas con otra filosofía..................................... 265
30 Al cuarto oscuro 275
31 Virus y antivirus en el cerebro 279
32 Imaginación guiada 287
33 Cambiar el chip 297
34 Resumiendo 311
35 Ha venido un neurólogo nuevo al Servicio 317
36 Todos contentos 323
37 Estoy desesperada, doctor 325
Epílogo... 327
Un único consejo… 331
Apéndice - ideas escollo 333
Lecturas recomendadas 343

El hombre... ¡somos idiotas!
(Ramón Echávarri)

Homo sapiens... ma non troppo
(Manuel Guadarrama)

Caminante, sí hay camino... está mecanizado y vallado
(Eso creo yo)

Prólogo

En los años 70, era yo un jovencísimo R1 de Neurología, ayudando en una cansada guardia de Hospital a mi "R" grande. Ambos deseábamos echar una cabezadita hacia las 4 de la madrugada, cuando nos pidió la enfermera de la planta autorización para dar un tranquilizante a una pobre paciente ansiosa que no podía dormir. Arturo Goicoechea (mi "R" grande), al que todos los jóvenes ya admirábamos por su rigor científico y por su sensatez, con el libro de "Estupor y Coma" de Plum y Posner en un bolsillo de su bata y el "y el diapasón en la otra, se negó a la petición de la enfermera. Con paciencia y cariño habló y tranquilizó a la paciente durante larguísimos minutos. Al fin la dejó plácidamente dormida. Sólo entonces nos pudimos retirar a descansar. Aprendí mucha Neurología ese día.

Arturo Goicoechea no ha cambiado desde entonces. Ha sabido enriquecer su pensamiento con los conocimientos que la Neurobiología está aportando en los últimos años. Por esto sigue enseñándonos Neurología, aunque tenga dificultades en autodenominarse y use a veces el término de "neuronólogo". Este texto que tiene en sus manos, en una primera mirada, puede parecer relativamente banal, o uno más de los libros que se dedican a la explicación de fenómenos "mentales" o a la "autoayuda psicológica". Una segunda mirada, algo más profunda, puede recordar una imitación de "El Mundo de Sofía" de J. Gaarder aplicado a las migrañas. Pero no es así. Es un libro dedicado a los pacientes y, sobre todo, a los Neurólogos. Es un libro muy profundo, que aporta una crítica atroz a la Neurología convencional. Puede sonrojar a más de un colega cuando profundice en sus contenidos. Su nivel científico es muy alto a pesar de haber elegido una exposición llana y accesible al paciente con un nivel cultural suficiente, no necesariamente erudito en temas médicos. Si usáramos los índices del tipo "impact factor" que evalúa el grado de rigor de una publicación, el que acumulan las publicaciones en las que se basan las ideas que se exponen, multiplica las de cualquier publicación neurológica de la ciencia convencional sobre cefaleas. Pero se trata fundamentalmente de conceptos que pertenecen a la Neurobiología básica actual que el autor aplica a la práctica clínica. Quizá a esta forma de enfocar tales conocimientos deberíamos llamarle, por fin, "Cerebrología".

Este libro nos ofrece un repaso didáctico a ideas fundamentales en la Neurociencia actual tales como, por ejemplo, los conceptos de inflamación neurógena, copia eferente, sistemas de defensa, relación inmunidad-dolor, alodinia, neuronas espejo, impronta, aprendizaje, memoria de futuro, sistemas de recompensa... y muchos otros. Son conceptos que florecen a partir de los trabajos de autores esenciales en la actualidad, algunos de ellos premios Nobel, tales como Antonio Damasio, G. Edelman,

E. Kandel, K. Lorenz, P. Mason, R. Dawkins y su concepción darwinista de las funciones del cerebro y muchos otros como D. Butler y Lorimer Moseley que, en nuestras antípodas, han llegado a las mismas conclusiones. Sin duda es porque están igualmente bien documentados y pertenecen a la misma "ola" histórica del conocimiento neurocientífico.

Alguno de los capítulos, como el titulado "El cerebro... ¡existe!" en la que el "Neuronólogo" conversa con su Residente, está directamente dirigido a los Neurólogos. Revisa el concepto de dolor y todos los aspectos cognitivos de la evaluación del sentido del daño. Pocos autores de los dedicados a este tema de la Neurología son capaces de exponer con sencillez una visión clínica que corre paralela a un concepto evolutivo y conduce al establecimiento de un conocimiento filosófico y fisiológico actual de la cognición referida a este sistema de defensa del animal humano. Se atribuye a Letamendi la frase de que "quien sólo sabe Medicina, no sabe ni Medicina". Aquél que sólo sea capaz de estudiar el dolor en los fenómenos referidos a la sensación de daño, sin ampliar su investigación a otros niveles del conocimiento, no podrá entender nada.

Como expresa el autor, resulta sorprendente la limitación que la Neurología "científica" ha establecido en el estudio de las cefaleas, categorizadas como un padecimiento "independiente", desligadas de la fisiopatología de otros procesos de dolor crónico, clasificadas y evaluadas con hechos puramente semiológicos y en donde todas las preguntas trascendentes quedan sin respuesta. Su crítica a la práctica neurológica merece ser tenida en cuenta y obliga a que reaccionemos con humildad, asumiendo errores conceptuales y obrando en consecuencia. Esta será una actitud científica.

Por último, los "no neurólogos" van a tener en sus manos la oportunidad de entender "algo". Probablemente, para muchos de ustedes, va a ser la primera vez que les explican una concepción "lógica", asumible y en el fondo sencilla, de sus dolores crónicos. Sin duda requiere un esfuerzo, capacidad de conocerse a sí mismo, humildad y un aumento en el grado de conocimiento de la evolución humana y de la historia del pensamiento. Así de sencillos y de complicados, somos los seres humanos. Por otra parte, este conocimiento no tiene por qué ser inmediatamente "curativo" de sus molestias (aunque alguno puede llevarse una sorpresa). El autor se contenta con abrir nuestras mentes, hacernos más cultos y científicos para ponernos en la senda de ser capaces de resolver los errores que con frecuencia nuestro cerebro comete.

Dr. Jordi Montero Homs

Neurólogo y Neurofisiólogo. Hospital de Bellvitge.
Profesor de Neurología. Universidad de Barcelona
Coordinador del Grupo de Estudio del Dolor.
Sociedad Española de Neurología

Respecto al dolor de cabeza,

probablemente le resulte familiar oír que...

- Es normal que duela a veces la cabeza
- El dolor se construye en la zona dolorida
- La migraña es una enfermedad de origen desconocido
- La cabeza es muy sensible a todo tipo de estímulos (luces, ruidos...)
- El dolor de cabeza puede ser debido a exceso de actividad mental
- Es fundamental descubrir los desencadenantes de las crisis de migraña para evitarlos
- Debe tomarse precozmente el analgésico para que resulte eficaz
- El analgésico neutraliza el dolor actuando sobre el centro cerebral del dolor

- Los individuos de temperamento nervioso tienen más dolor de cabeza
- Los perfeccionistas tienen más dolor de cabeza
- La cabeza está inflamada en la crisis
- Los antiinflamatorios ayudan a controlar el dolor
- Pensar que no duele ayuda a controlar psicológicamente el dolor
- Es bueno suspender las actividades y relajarse para aliviar el dolor
- En la migraña se producen cambios en arterias y venas de la cabeza
- La migraña puede tener un origen digestivo
- Un problema de mala graduación óptica puede producir dolor de cabeza
- Los dulces, picantes, comidas grasas, queso curado y alcohol pueden producir dolor de cabeza
- El sueño escaso o excesivo facilita la aparición de dolor de cabeza
- Los analgésicos pierden eficacia con el tiempo. El cuerpo se hace a ellos
- Los analgésicos tienen distinta eficacia según la zona (cabeza, columna...)
- La migraña se hereda
- La migraña menstrual se produce por los cambios hormonales (descenso de estrógenos)
- El dolor puede ser imaginario, psicológico
- La migraña no tiene curación

Pero, aunque le suene extraño...

- Todos los dolores se construyen en el cerebro, no en la zona dolorida
- Todos los dolores son reales. No existe el dolor imaginario
- El dolor en una zona indica que el cerebro responde "como si" se hubiera producido, o estuviera a punto de hacerlo, un episodio de muerte violenta de células
- Las creencias son, cuando no existe lesión, la causa más frecuente de dolor
- La migraña es una fobia cerebral. Los desencadenantes deben ser tolerados, no evitados
- La inflamación es una respuesta defensiva beneficiosa que protege y repara una zona lesionada y, por tanto, debe ser respetada
- Al igual que la alergia, la migraña es una respuesta defensiva errónea frente a agentes y/o estados inofensivos
- El cerebro aprende a construir el dolor
- El dolor se contagia
- La cultura es el factor más importante en la producción de dolor, en ausencia de lesión
- Los neurólogos que tratan migrañas tienen mayor más probabilidad de padecerlas
- El cerebro puede ser comparado a un ordenador conectado a una gran red informática cultural tipo Internet por la que entran "virus informáticos"

- La migraña es la consecuencia de un aprendizaje erróneo
- Se puede combatir la migraña y el dolor en general, educando sobre la biología del dolor
- Las palabras pueden poner y quitar dolor
- El efecto placebo (sugestión) es muy poderoso y se produce en todas las edades
- La eficacia de los analgésicos se apoya en el engaño (sugestión) cerebral
- El cerebro graba y reedita los programas que generan dolor
- No existe un "centro del dolor" en el cerebro

¿Qué afirmaciones le convencen más?

La primera lista de afirmaciones se corresponde con las ideas más o menos aceptadas por la mayoría de los ciudadanos (y probablemente también, médicos). Suenan razonables y creíbles.

La segunda lista contiene comentarios algo extraños. No forman parte del bagaje de conocimiento de ciudadanos (y médicos) sobre dolor.

Si usted acepta más bien las reflexiones de la primera lista (todas son incorrectas) y le suenan raras y/o difícilmente aceptables las de la segunda (todas son correctas), necesita actualizar sus convicciones sobre dolor.

Para empezar, aunque le resulte extraño, debería grabar en su mente un principio básico sobre migraña:

La migraña es un dolor generado por una valoración infundada de amenaza por parte de su cerebro.
Es la consecuencia de un cerebro no anormal sino equivocado.

Intentaré explicárselo… y convencerle de que es así

Ciertamente, parece que no tenemos más punto de vista sobre la verdad y la razón que el modelo y la idea de las opiniones y usos del país en que estamos. Allí está siempre la religión perfecta, el gobierno perfecto, la práctica perfecta y acabada de todo.

Michel de Montaigne, *Ensayos* (1580-88)

Todo el mundo debería saber que la fuente de los placeres, alegrías, risas, pesares, dolores y lágrimas no es otra que el cerebro.

(Hipócrates)

Introducción

En mayo de 1966, coincidiendo con los exámenes de fin de curso de mi primer año en la facultad de Medicina, comencé a padecer estornudos incontenibles. Al principio pensé que había cogido un inoportuno catarro, pero pasaban los días y el picor de ojos y nariz iba a más, así que acudí a un doctor, quien me hizo saber que se trataba de una simple y común alergia al polen. Desde entonces, todas las primaveras se reproduce la misma situación, con una intensidad variable.

Al parecer, mis ojos y mi nariz son sensibles al polen de las gramíneas. No lo toleran. Se inflaman fácilmente con el contacto de esas, para mí, odiosas e invisibles partículas.

No hay ningún misterio respecto a la alergia. Todo el mundo sabe que se trata de una reacción anómala e hipersensible del organismo frente a un agente inofensivo. En mi caso es el polen de las gramíneas, en otros casos son los animales domésticos, los ácaros, algún alimento o, incluso, los propios fármacos.

Hay muchos ciudadanos y más aún, ciudadanas, que, en un momento de sus vidas y sin causa aparente, comienzan a padecer violentos dolores de cabeza, a menudo acompañados de nauseas y vómitos, y una especial e insufrible intolerancia a cualquier estímulo —ruidos, luces y olores—. En ocasiones son desencadenados por hechos triviales como comer chocolate o queso, discutir con la pareja, dormir mal o demasiado bien, soplar el viento sur, sentir hambre o salir de viaje.

Aparentemente, las cabezas de estos sufridos ciudadanos-as no soportan cosas nimias e inevitables como las mencionadas. Estoy convencido de que nadie es amigo de tomar medicamentos, pero la intensidad del dolor obliga muchas veces a buscar una solución. Los calmantes y el refugio en el cuarto oscuro prestan un alivio variable, en general insuficiente.

Tras la oportuna visita al médico se desvela el misterio: se trata de una simple migraña —o jaqueca, como se prefiera, que es lo mismo—.

La alergia y la migraña comparten la misma estructura: son la expresión de un estado de excesiva sensibilidad o intolerancia de nuestro organismo a agentes y estados absolutamente inofensivos. La inflamación alérgica y la alarma migrañosa son respuestas preventivas violentas de un organismo absurdamente alertado y, por supuesto, equivocado.

El mundo actual, el beneficiado por las más altas cotas de progreso, la *Sociedad de Bienestar*, segrega, a pesar del pomposo título, sobrado malestar en forma de dolor, inquietud y abatimiento. Han mejorado nuestras condiciones de vida, tenemos aceptablemente garantizados el sustento, el cobijo y el amparo social, pero eso no basta, en muchos casos, para que nos encontremos bien, física o psicológicamente: las estadísticas sobre dolor, ansiedad y desánimo arrojan cifras cada vez más elevadas. Como si la civilización nos pasara alguna factura.

El organismo humano se ha vuelto —en apariencia— vulnerable, sensible y frágil. Han bastado unos pocos miles de años de evolución cultural, de modernidad, para que —en apariencia— se degrade la calidad de nuestros órganos y sistemas celulares. Todo el rigor que la selección natural aplicaba a nuestros antecesores a lo largo de millones de años de evolución-selección en entornos adversos y precarios ha dejado —aparentemente— de tener vigencia. Las actuales generaciones de *homo sapiens* contienen, para nuestro asombro, una elevada proporción de individuos delicados y vulnerables, con narices que no toleran el polen o los ácaros, y cabezas sensibles a una variación térmica u hormonal, un pequeño exceso de dulces o alcohol o un mínimo contratiempo.

¿Son realmente las narices y cabezas actuales más sensibles, frágiles y vulnerables? ¿Es nuestra cabeza la que ha cambiado, es menos robusta, o es su interior, el cerebro, que es donde en definitiva se activa y mantiene el dolor, lo que se ha vuelto más intolerante y asustadizo o, como sugieren los neurólogos, más excitable? ¿Nacemos con los Sistemas Defensivos Inmune y Nervioso hiperexcitables o se van haciendo sensibles a lo largo de la existencia? ¿Es la forma de vida actual la responsable? ¿Sobrecargamos al organismo? ¿Sobrepasamos los límites de su resistencia con nuestros insanos hábitos de vida? ¿Deberíamos adoptar una forma de vida más natural, reeditar la fórmula hippie de los 60 para recuperar el sosiego mental y físico o se hace cada vez más necesaria una actualización del genoma — "el libro de la vida", el recetario— ya que el que tenemos parece que no es el más adecuado para la sociedad actual?

Tanto el sistema inmune como el sistema nervioso tienen un largo y complejo proceso de aprendizaje en el que se va catalogando el peligro, definiéndose lo que aconseja activar las alarmas.

Como en todos los aprendizajes, tampoco en este se garantiza un 100% de éxito. Existe el "fracaso escolar" debido a la imperfección del sistema educativo. El fracaso en este caso se expresa por la crianza de organismos excesivamente temerosos, atenazados por el miedo al polen, a los ácaros, a los "cambios de tiempo", a los contratiempos o al queso curado. ¿Sobre quién o qué recae la responsabilidad de los errores? ¿Son los "profes", los padres, los alumnos, los programas o la deficiencia del material escolar los responsables? ¿Se han planteado los responsables del Sistema Educativo Sanitario, los profesionales oficiales y alternativos ("el profesorado"), una revisión de sus proclamas para tratar de contener las desoladoras estadísticas del dolor? ¿Hay *algo* que se nos escapa? ¿No basta con hacer deporte, evitar el estrés y seguir la dieta mediterránea? ¿Podemos echar tranquilamente la culpa a los genes y al estilo de vida?

En definitiva:

¿Necesitamos los profesionales y los ciudadanos una actualización en el tema del dolor?

Algunos opinamos que sí, que la actualización es necesaria. Para conseguirlo no hay más remedio que hablar del cerebro. No es ese "gran desconocido" como se nos sugiere tópica y erróneamente. El interés suscitado en diversas ramas de la ciencia por su estudio ha producido un avance espectacular en el conocimiento del trajín de sus neuronas, de su actividad continua e infatigable. Este conocimiento, sin embargo, no ha servido para modificar las doctrinas y prácticas oficiales y alternativas sobre dolor. Ni siquiera parece que profesionales y pacientes, acuciados por la solución inmediata y pasiva del sufrimiento, por las terapias, se interesen sobre la participación cerebral en su génesis.

Al igual que sucede en la lucha contra la "delincuencia organizada" en la que se persigue y detiene a los responsables de poco pelo, los que obedecen y ejecutan las órdenes mientras quedan libres los "cerebros", la "trama", la lucha contra la migraña señala y trata de neutralizar unos pocos elementos responsables, unos cuantos genes, moléculas, estilos de vida y temperamentos, mientras "el cerebro", el "capo", el "padrino" queda fuera de toda sospecha. No sólo eso, sino que se desplaza la responsabilidad a las víctimas: algún defecto tendrán o "*algo*" habrán hecho para merecer el castigo migrañoso.

Algunos pensamos que las víctimas no son las que generan su sufrimiento. El paciente migrañoso, el alumno, no es el responsable del fracaso y debe ser exculpado. Sentemos en el banquillo en su lugar al cerebro y analicemos su escolarización, sus libros de texto y sus profesores.

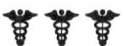

Migraña

1 Aprender de los errores

Vivimos peligrosamente, rodeados de estados y agentes capaces de perturbar la integridad y la función del organismo y necesitamos un mínimo de recursos para protegernos. Afortunadamente, venimos al mundo con mucho aprendido sobre lo que puede dañarnos y sobre cómo defendernos, ya que nuestros genes han ido acumulando información sobre *lo peligroso* a lo largo de la evolución. El organismo de un recién nacido está capacitado para detectar y evitar situaciones peligrosas. Mantiene a raya a enemigos invisibles como bacterias, virus, hongos y parásitos, convenientemente avistados por las células vigilantes del sistema inmune y evita estímulos mecánicos, térmicos o químicos nocivos registrados por las neuronas vigilantes del sistema nervioso. Una vez detectado el peligro, se producen de forma refleja, inevitable y beneficiosa, las correspondientes respuestas defensivas.

La capacidad de detectar y reaccionar frente al peligro ya desde el nacimiento corresponde al llamado *Componente Congénito del Sistema de Defensa*, con sus dos brazos, *Inmune y Neuronal*.

El componente *congénito* del sistema de defensa es rígido en sus valoraciones y reacciones. No se modifica a lo largo de la vida, no tiene memoria de los sucesos ni aprende con los errores. Actúa ciega, implacable y eficazmente, pero se le cuelan muchos agentes y estados amenazantes y, entonces, reacciona demasiado tarde, cuando el daño se ha producido. Además, si el individuo pertenece a una especie móvil como es la nuestra, los entornos son muy variados y se hace necesario un sistema inmune y nervioso que pueda guardar memoria de los fallos y extraer de ellos conocimiento para sucesos futuros, para no tropezar en la misma piedra.

Afortunadamente, la evolución ha seleccionado esa capacidad, dotando a linfocitos y neuronas de la propiedad de retener en la memoria los sucesos dañinos y extraer conclusiones sobre los posibles responsables, para catalogarlos debidamente y activar las medidas defensivas oportunas cuando se delata su presencia. Son linfocitos y neuronas con "memoria histórica", un sistema de memoria de doble filo: potencialmente eficaz, pero sin garantías de acierto.

La memoria del componente congénito inmune y neuronal está en el núcleo celular, en el genoma, debidamente protegida respecto a posibles mutaciones. Esa protección le impide evolucionar con la necesaria rapidez para adaptarse a los peligros cambiantes del medio. La memoria del componente adquirido, por el contrario, está en la membrana celular, en contacto directo con los hechos. Eso le permite adquirir experiencia y modificar sus evaluaciones sobre peligro.

El componente *adquirido* complementa notablemente la capacidad defensiva, pero no garantiza una protección absoluta, ya que el enemigo defiende sus intereses y trata de pasar inadvertido y confundir o incluso engañarnos con falsas señales. Hay que estar atento y prestar atención a cualquier rastro o indicio que lo desenmascare. Una molécula, un ruido, un olor, pueden permitir activar la alerta. El componente adquirido —aprendido— cataloga precisamente esto: señales, moléculas —sistema inmune— o estímulos-variaciones de energía —sistema nervioso—, que delatan, anuncian peligro. Una vez catalogadas, las señales de aviso quedan memorizadas y desencadenan las respuestas defensivas correspondientes. No siempre que se valora una señal como aviso de peligro existe realmente una amenaza. Hay falsas alarmas y, por tanto, respuestas innecesarias.

La alergia y la migraña son respuestas innecesarias, desencadenadas por errores en el proceso de catalogación de las señales de peligro.

MIGRAÑA

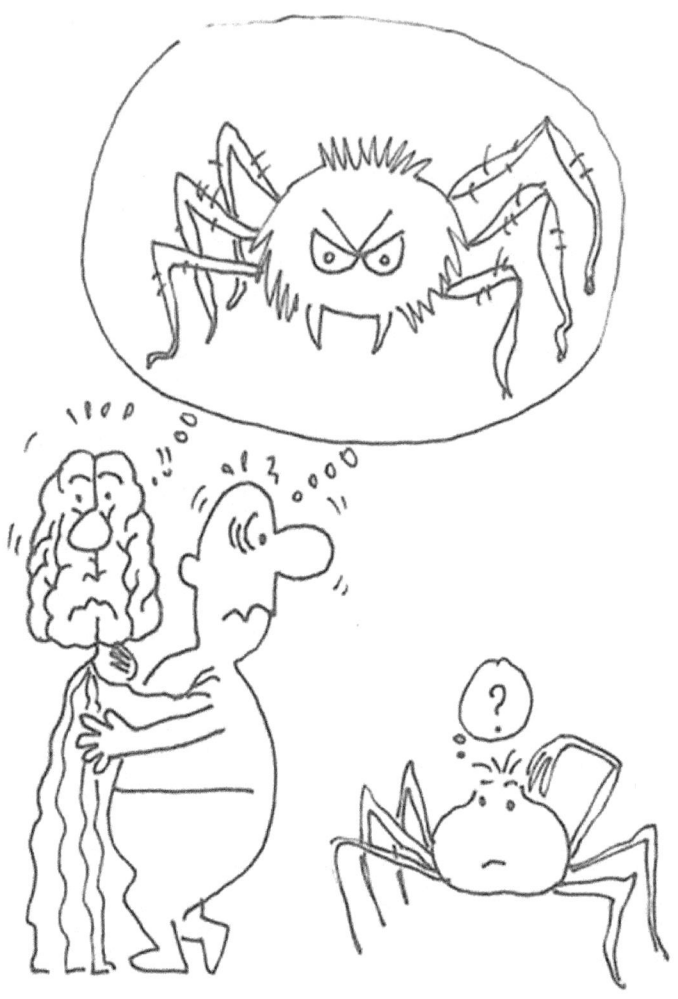

Es importante tener en cuenta que tanto el sistema inmune como el nervioso comienzan el aprendizaje con desconfianza, exagerando las sospechas frente a todo lo que no conocen. "Piensa mal y sobrevivirás" es una buena norma para iniciar el arriesgado proceso de aprender a detectar el peligro. Lo novedoso tienta, pero también inquieta, y el aprendizaje fluye oscilando entre la pulsión de la curiosidad y la necesidad, por un lado, y la contención de la cautela y el recelo, por el otro. El "más vale lo malo conocido que lo bueno por conocer" es una fórmula que puede salvarnos o perdernos, según los casos.

Todos tenemos una proporción variable de genética que nos incita a la exploración, y la contraria, que nos alerta de los peligros y las novedades. La búsqueda de novedad y la evitación de daño animan y contienen el aprendizaje. Todo en esta vida exige su proporción debida en cada caso. El recelo y el arrojo pueden ser buenos para unas situaciones y un problema para otras. En el tema que nos ocupa, el de la migraña, la tendencia a recelar de lo potencialmente dañino facilita un aprendizaje en exceso proteccionista, receloso, alarmista. Un cerebro migrañoso es un cerebro que ha aprendido —o más bien, le han enseñado— a desconfiar de cosas nimias, en definitiva, un cerebro migrañoso es un cerebro que actúa de forma hipocondríaca y que además no es capaz de reconocer y rectificar sus errores.

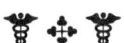

2 ¿El cerebro nace o se hace hipocondríaco?

Así como el aprendizaje del componente adquirido del sistema inmune se produce únicamente a golpe de experiencia propia, de contacto directo con lo potencialmente peligroso, el del sistema nervioso se nutre además de la experiencia y del conocimiento ajenos. Nuestras neuronas son capaces de observar lo que les sucede a otros y sacar conclusiones en beneficio propio. La observación-imitación, el ejemplo, es una capacidad que nos define —aunque no en exclusiva— como especie. La característica más notable y única de nuestro aprendizaje sí es, sin embargo, la disponibilidad de profesorado, de educadores activos que observan atentamente nuestros ensayos y nos señalan y corrigen los fallos. Una cría de chimpancé observará e imitará a sus progenitores cuando capturan termitas con un palito. Sus primeros ensayos son torpes e ineficaces, pero debe apañarse por sí misma para mejorar los resultados; probablemente el hambre le ayude. Ninguno de sus progenitores le indicará cómo corregir la técnica para tener más éxito. Está condenada a ser autodidacta, a aprender del ensayo-error.

La organización social de la especie humana, con una especialización de tareas, ha seleccionado a los profesionales del conocimiento, individuos dedicados a reflexionar sobre lo potencialmente peligroso. Desde el nacimiento observamos con atención todo lo que sucede a nuestro alrededor e imitamos obsesivamente el comportamiento de nuestros tutores, pero a su vez estos nos señalan con insistencia las conductas correctas y las que deben ser evitadas según su criterio, no necesariamente acertado.

El resultado es, en muchas ocasiones, un cerebro alarmista, alertado sin necesidad hacia agentes, estados y acciones inofensivas, pero que han sido valoradas erróneamente como peligrosas por los mismos tutores, quienes recomiendan de forma obsesiva e inexplicable que deben ser evitados.

El modelo de evitación del desencadenante de la penicilina —en un paciente con alergia a dicho antibiótico— es adecuado, y debe ser seguido escrupulosamente para evitar sobresaltos, pero no es aplicable al sistema nervioso. Si el chocolate activa una crisis de migraña parece que deberíamos rehuirlo, pero no es así. Tenemos una opción mucho mejor: podemos hacer ver al cerebro y a nuestros tutores que no existe peligro, que no debe cundir el pánico por el hecho completamente banal de comer chocolate. Podemos conseguir que, al menos, nuestro cerebro nos autorice su consumo, aunque los profes sigan recomendando la prohibición. No es infrecuente que, con el abordaje que explicaremos en el libro, muchos pacientes "descataloguen" el chocolate, el queso curado, el alcohol o las variaciones hormonales y meteorológicas. *Basta con que su cerebro se convenza de que no son peligrosos, para que sean tolerados.*

El sistema inmune no modifica sus catálogos con argumentos, pero el cerebro sí lo hace. Mantenemos un diálogo constante con él, comentamos inconscientemente todas sus sugerencias y decisiones, las racionalizamos y ajustamos. Podemos controlar muchas pulsiones motoras y emocionales, y también podemos hacer lo mismo con percepciones como la sed, el hambre, el frío, el calor o el cansancio. El dolor no es una excepción. Cuando la apreciación de peligro es errónea, cuando no está sucediendo nada en el interior de la cabeza, podemos y debemos intentar hacer entrar en razón al cerebro. No debemos alimentar su miedo irracional, sino neutralizarlo. Si nos asomamos a un balcón y el cerebro nos sugiere angustiadamente que podemos caernos o, lo que es peor, tirarnos, no debemos contagiarnos con su miedo irracional y alejarnos de allí, evitar las alturas, sino todo lo contrario.

Nacemos miedosos por instinto y con el aprendizaje vamos dosificando los temores, ajustándolos al peligro real, pero muchas veces sucede lo contrario: se van añadiendo a la lista de lo amenazante agentes, estados y acciones absolutamente inofensivos, inocentes y, lo que es peor, no aprendemos a detectar el error y corregirlo. Los propios tutores impiden la corrección del error ya que se empeñan en recomendar que detectemos y evitemos los desencadenantes, aunque sean inocuos.

Los tutores nos han enseñado a interpretar una crisis de migraña como la consecuencia de un efecto negativo de *algo*, no siempre bien definido, sobre la cabeza. Sin embargo, no es así: objetivamente nada amenaza la cabeza. Es el cerebro el que plantea temores e incertidumbres injustificados y activa los programas de alerta correspondientes.

Imagine un sistema de alerta en una ciudad que vigila la presencia de vapores potencialmente tóxicos. En cualquier momento se activa la alarma por la presencia de "humo": suenan las sirenas, se evacúa a sus habitantes... pasan unos días, se permite la vuelta a la ciudad... el peligro ha desaparecido. No ha pasado nada, pero podría haber sucedido lo que se temía. Imagine que el despliegue de evacuación se produce reiteradamente, siempre con el mismo resultado y sin ninguna información sobre lo acaecido en la ciudad tras la vuelta al domicilio. La población viviría angustiada, tanto por el miedo a una supuesta intoxicación por vapores dañinos como a la propia evacuación. En realidad, el presunto agente tóxico es vapor de agua, procedente de alguna chimenea industrial, o... ¡niebla!, tan inevitable e inofensiva como el polen o el chocolate. Los ciudadanos temerían los días con niebla pues se produciría forzosamente la evacuación de la ciudad.

El organismo es como una ciudad. El cerebro valora constantemente situaciones de peligro provocadas por la conducta y el entorno del individuo. Al igual que con la falsa alarma de la niebla y las chimeneas humeantes, pueden saltar los avisos de peligro y ponerse en marcha los dispositivos de seguridad: dolor, intolerancia a estímulos, refugio y vómitos, es decir, una crisis migrañosa.

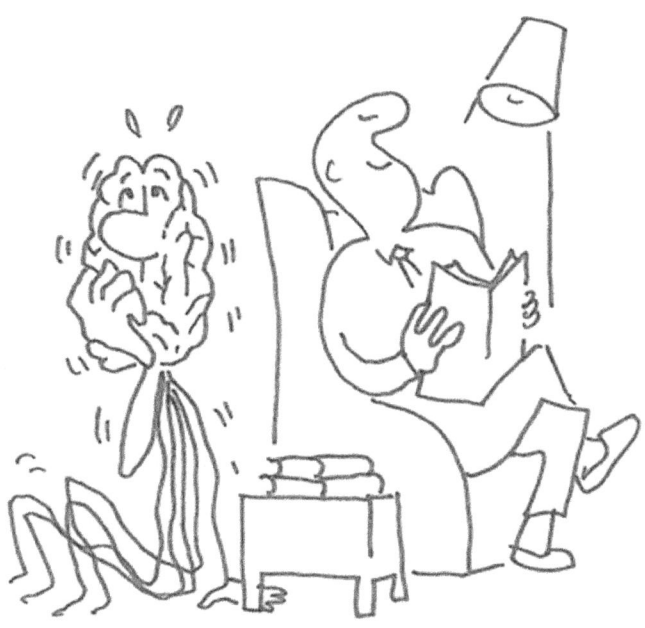

El causante de este desaguisado defensivo es el cerebro, un órgano hipocondríaco, incauto y asustadizo, predispuesto a hacer caso de todos los rumores sobre sucesos peligrosos. Acepta, sin demasiada crítica, los contenidos de la cultura alarmista que le nutre. El cerebro es de donde nace —genes— y de donde pace —cultura—, pero los expertos en migraña responsabilizan en exclusiva a los genes de los errores defensivos alarmistas reiterados de nuestro cerebro y desdeñan la importancia de la crianza: la observación e imitación de comportamientos y hechos ajenos y la información experta.

Nuestros genes de *homo sapiens* tienen una historia épica, heroica, angustiosa. Como especie migratoria hemos tenido que buscarnos la vida comiendo, sin remilgos y sin limpiarnos previamente las manos, lo que pillábamos —tubérculos, raíces, algún fruto, miel, mucha carroña e insectos—, sin perder de vista a los depredadores —incluidos otros miembros de la especie que también pasaban hambre—. No tenemos una especial velocidad, reflejos, garras ni segregamos venenos. Tampoco somos especialmente ágiles ni fuertes. No tenemos alas y se nos olvidó andar por los árboles. Nuestra fragilidad como individuos la hemos suplido con la tecnología y la socialización, agrupándonos en pequeñas manadas, al principio, y en grandes masas globalizadas ahora.

Nuestra biología, la resistencia de nuestras células a gérmenes, quemaduras, desgarros, compresiones y corrosiones es similar a la de otras especies. Nuestras células y tejidos se reponen y reparan con la misma eficacia. Nuestras serotoninas, adrenalinas, dopaminas, factores de crecimiento y endorfinas son iguales que las de los animales "inferiores".

Nuestra vulnerabilidad al dolor sin daño, a la falsa alarma, viene de la mano de lo que nos ha permitido sobrevivir y multiplicarnos: la cultura, la colectivización, el mutualismo, la escolarización. Al ser una especie con poca descendencia, cuidamos y educamos a nuestros retoños con especial sensibilidad hacia lo peligroso. Ello nos ha permitido vivir más años, pero sufrimos y nos alarmamos mucho sin que suceda nada.

Nuestra capacidad para predecir y anticipar el peligro nos protege, pero su exageración nos angustia, aburre, tortura y desespera. Nuestro cerebro nos hace vivir en un constante estado subjetivo, anticipado, de amenaza, como colectivo y como individuos.

Al igual que las manadas de lobos segregaron los perros domésticos actuales, las primitivas manadas de *homo sapiens* han segregado los hombres domesticados actuales. El hombre es el amo del perro y la cultura es el amo del hombre actual. El superorganismo cultural condiciona las decisiones del individuo ¿consciente? y de su cerebro inconsciente. La migraña es la consecuencia de esa dependencia. No se trata de un cerebro defectuoso, sino atemorizado, sometido, obediente. *El perro es el mejor amigo —siervo— del hombre y el hombre es el mejor amigo —siervo— de su cultura.* Las ciudades son extensos campos de cultivo de *homo sapiens*, invernaderos que mantienen artificialmente las condiciones ideales para obtener buenas cosechas de individuos cortados por el mismo patrón, adaptados a los requerimientos de la cultura. Esta les protege y mejora la probabilidad de sobrevivir, pero impone una serie de servidumbres.

A lo largo del libro trataré de animarle a la desobediencia conceptual de la prolija y confusa cultura migrañosa, a la vacunación contra la mala información, contra los mitos, bulos y supercherías, provenientes en muchos casos de las doctrinas oficiales impartidas por los tutores más cualificados, los neurólogos. Intentaré sustituir cultura alarmista por conocimiento, la única herramienta que nos puede devolver la libertad perdida por el sometimiento a las reglas del cultivo cultural fertilizado a base de temor y publicidad autocomplaciente y engañosa.

Visto desde el ángulo de los expertos oficiales en migraña —los neurólogos— es este un libro heterodoxo, fuera de la ley, que no contiene probablemente más que charlatanería especulativa. Sin embargo, visto desde el ángulo de la biología del sistema nervioso, es rigurosamente ortodoxo. Se ajusta estrictamente a todos los conceptos actuales, científicos, sobre la construcción y modulación del dolor.

En ausencia de lesión, las expectativas y creencias constituyen el factor determinante de la generación de dolor.

Es un hecho, demostrado experimentalmente hasta la saciedad, con medios modernos y objetivos, que la percepción de dolor puede ser modificada con información engañosa. Un analgésico administrado a escondidas apenas es eficaz y una píldora inerte —placebo— presentada como un potente analgésico puede eliminar el dolor —incluso en presencia de lesión—. Las palabras modifican al alza o a la baja la liberación de opiáceos internos —sustancias de acción similar a la morfina— y abren o cierran filtros y amplificadores en los circuitos que determinan la aparición, intensidad, localización y persistencia del dolor.

Pretendo hacerle ver la importancia de las ideas y su falsedad abriendo así las puertas a la solución del problema, a través de la reeducación cerebral. El paciente, con su atención, motivación y sentido crítico, con su conocimiento, puede ayudar al cerebro a poner sentido común en la evaluación del peligro, a liberarlo de las convicciones del riesgo que supone para la cabeza comer chocolate o irse de viaje.

La cabeza es robusta y protege eficazmente su interior, pero ese interior, el cerebro, es sensible a lo que le cuentan. Es hora de que deje de oír siempre la misma canción de los genes, las hormonas, los estreses y el estilo de vida neuroinsano y aprenda lo básico en biología del dolor, los conceptos generales que ayudan a interpretarlo correctamente. Convenza a su cerebro de que los famosos desencadenantes de la migraña no implican un peligro inmediato de destrucción violenta de sus neuronas. Alértelo sobre el peligro de que las ideas que ha recibido y respeta mantengan un estado de alerta injustificado, innecesario. Si lo consigue, dejará de padecer esas absurdas y terroríficas crisis de migraña.

Consiga una vigilancia sostenible, controlada, sensata, productiva. Reaccione, luche, trabaje... ¡Espabile! ¡Aproveche la oportunidad!

Usted mismo...

3 El cerebro tiene pesadillas

Desasosiego cerebral e incertidumbre de daño

El alarmismo cerebral se expresa hacia el individuo en forma de incomodidad y sufrimiento, lo que los médicos llamamos "síntomas y síndromes": sensaciones que, en ausencia de enfermedad, la simulan con absoluta verosimilitud a quien los padece. Es frecuente que los pacientes con migraña describan el dolor "como si" la cabeza fuera a estallar, "como si" *algo* estuviera aumentando peligrosamente la presión interior del cráneo. No podemos hacer comprobaciones sobre dicha presión en ese momento, pero puede dar por seguro que el cerebro —y, en ocasiones, el propio paciente— está contemplando y temiendo la posibilidad del estallido real.

El cerebro, evidentemente, se equivoca: no está aumentando la presión dentro del cráneo ni se está produciendo ninguna anomalía interna misteriosa. Simplemente se trata de una *pesadilla cerebral*: un simulacro, una construcción imaginativa errónea y alarmista, absolutamente desvinculada de la realidad.

Sería bueno conseguir que el cerebro dejara de creer en los sucesos que imagina cuando se trata de hechos altamente improbables, propios de una película de terror o ciencia-ficción. Debería contactar con el mundo real y aceptarlo: nada alarmante sucede en el interior de la cabeza en el curso de una crisis migrañosa, luego nada debería impedir que continuáramos con nuestras tareas. Al menos se debería informar al individuo de que se trata de un simulacro, de una forma excesivamente realista de presentar una simple amenaza teórica —por otro lado, altamente improbable—, pero puede que el propio cerebro —y, lógicamente, el individuo— ignore que se trata de una simulación.

A diferencia de las pesadillas del sueño, que se resuelven al recuperar al individuo consciente, es decir, al despertar, las pesadillas migrañosas lo hacen, al menos transitoriamente, durmiendo, es decir, desconectándolo. Las pesadillas del sueño sólo se producen si el individuo está ausente —dormido—, pero las migrañosas sólo cobran cuerpo si el individuo está despierto y colabora, aunque sea inconscientemente.

La interacción entre imaginación cerebral y realidad produce estados y contenidos de conciencia variables como el sueño, la vigilia, el ensimismamiento, las alucinaciones, el pensamiento fóbico, la hipnosis, la imaginación controlada, el pensamiento automático... y, el que nos interesa: la pesadilla, *el pensamiento erróneo atrapado*.

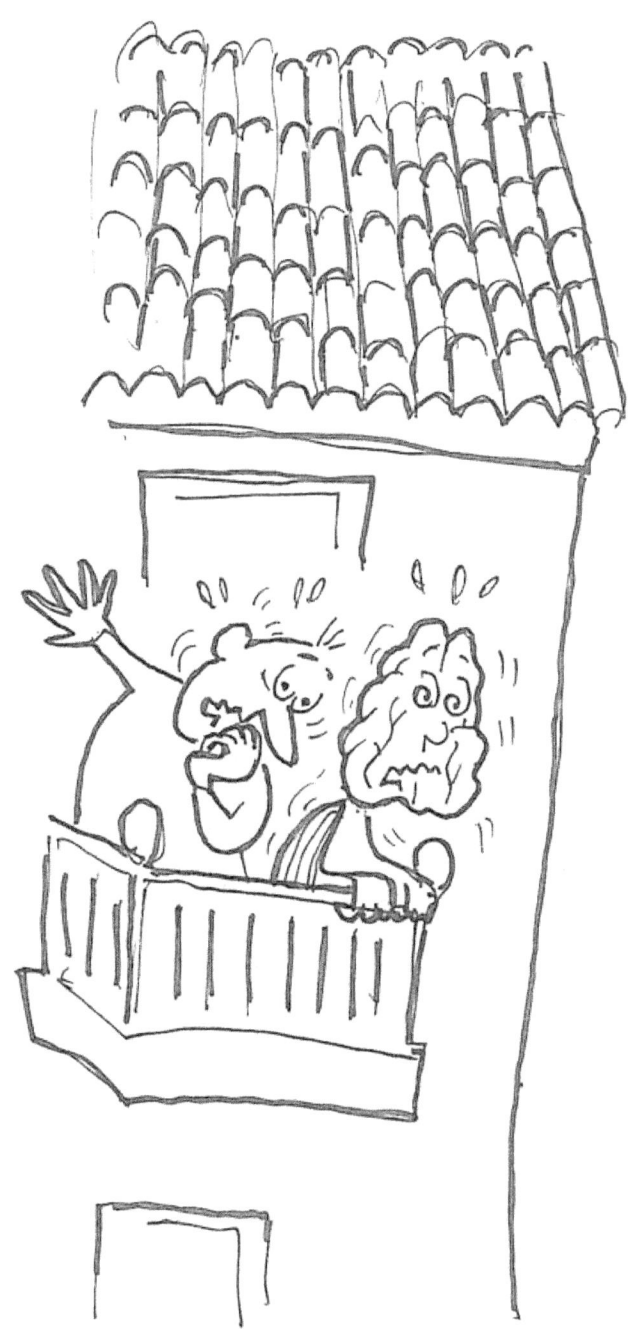

La imaginación cerebral se desboca cuando estando dormidos el cerebro sueña la realidad o, cuando, estando despiertos, compartimos o no neutralizamos suficientemente sus absurdos temores. Es lo que sucede con el pensamiento fóbico: si entrar a un ascensor evoca en el cerebro el miedo irracional a que se quede suspendido e inmovilizado o se desplome desde la altura, y usted comparte ese miedo, resultará poco apetecible entrar allí. Optará con toda seguridad por coger las escaleras. Si al asomarse a un balcón su cerebro le plantea angustiadamente la posibilidad de que pueda precipitarse al vacío puede que usted comparta ese temor y le resulte difícil asomarse para ver lo que sucede abajo. Su cerebro —y usted, claro— sólo se calmará al alejarse ¿prudentemente? del balcón, al evitar el "desencadenante", lo que pone en marcha todo el cuadro de sensaciones, la —falsa— alarma.

Lo que percibimos es, siempre, una interpretación cerebral de la realidad, pero una interpretación imaginada, anticipada, de lo que podría suceder: ahí fuera en los ascensores y balcones o... ¡ahí, dentro de la cabeza! La información de los sentidos mantiene la racionalidad de la interpretación cerebral del exterior referida a hechos presentes, pero la capacidad imaginativa cerebral respecto al futuro no puede ser controlada por ellos. Piel, ojos, oídos y narices se limitan a recoger datos en tiempo real, *on line*. No vemos más allá de nuestras narices, pero, aunque no suceda nada alarmante en ese momento, la imaginación cerebral valora probabilidad de peligro futuro y prepara el organismo para afrontar la teórica amenaza. Ello produce una serie de modificaciones físicas y psicológicas que son las que percibe el individuo.

A partir de ese momento podemos hacer dos cosas: librarnos de los síntomas y evitar el balcón, o seguir allí tratando de racionalizar e imponer sensatez imaginando un escenario de seguridad: no vamos a precipitarnos al vacío. Nos lo decimos internamente con una convicción variable y, en función de la necesidad que tengamos de permanecer allí y de la intensidad de los síntomas, ganaremos o perderemos la batalla. Siempre es más fácil optar por retirarnos del balcón y, en muchas ocasiones, es lo que decidimos hacer. Eso nos hace sentirnos mejor, pero de paso hemos aprendido a prohibirnos la observación del mundo desde la altura.

La información de los "sentidos" internos guía también la imaginación de nuestro cerebro y se traduce en un silencio perceptivo absoluto en ausencia de sucesos novedosos y trascendentes. No sentir el funcionamiento de nuestra respiración, circulación o digestión mantiene nuestra confianza en su normalidad. Sin embargo, el violento dolor migrañoso sugiere que *algo* está sucediendo dentro de la cabeza cuando la realidad es que todo es absolutamente normal… salvo el ajetreo, el desasosiego cerebral característico de la pesadilla, consistente en un estado de alerta angustiada, "como si" fuera a suceder ese supuesto *algo*.

El problema en la migraña es el mismo que el del balcón. El cerebro plantea una posibilidad teórica de peligro y prepara el estado de alerta. Sentimos la expresión concreta de ese peligro: dolor en, y solamente en, la cabeza, que es donde plantea el cerebro sus dudas. Comienza el debate interno, deshojamos la margarita: ¿continuamos con los planes previstos o cedemos a la presión del dolor y nos refugiamos en la habitación con las luces apagadas, tras tomar rápidamente el "calmante" y colocar el cartel de "no molesten, tengo migraña"?

¿Por qué se producen estas pesadillas? ¿Qué hace que nuestro cerebro confunda lo imaginado con la realidad? ¿Por qué si no sucede nada dentro de la cabeza el cerebro plantea una y otra vez la probabilidad absurda de que "*algo*" va a suceder? ¿Qué debemos hacer para que el cerebro vuelva al presente, a la realidad, "despierte" y compruebe que "todo ha sido un sueño... cerebral"? ¿Cómo podemos conseguir que el cerebro no construya hipótesis catastróficas sobre peligros futuros que acechan a la integridad física de la cabeza? ¿Por qué si estamos despiertos y sabemos que no sucede nada de lo temido no se disuelve la pesadilla, como en los sueños? ¿Qué genera en algunos cerebros desasosiego e incertidumbre sobre sucesos que casi nunca llegan a producirse? ¿Por qué iba a aumentar hasta límites peligrosos la presión dentro de la cabeza? ¿Por qué iba a estallar una arteria y producir un derrame si no se dan las condiciones físicas necesarias para que se produzca el hecho temido? El temor, en este caso, iguala en irracionalidad a cualquier otra fobia, comparte su estructura. ¿No se podría proteger al cerebro contra excesos y errores? ¿No dispone el cerebro de capacidad para detectar sus errores de valoración y corregirlos?

¿Qué dicen los expertos? ¿Qué dicen nuestros educadores? ¿Qué nos recomiendan? ¿Evitamos los desencadenantes, nos metemos al cuarto oscuro con el calmante y la palangana o, hacemos frente al despropósito y racionalizamos...?

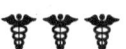

4 Sostienen los neurólogos

El defecto original

Sostienen los neurólogos que la pesadilla del dolor se explica porque el cerebro migrañoso es genéticamente "hiperexcitable" y que basta la presencia de circunstancias inevitables, cotidianas, como el estrés, los viajes, el hambre, determinados alimentos, hábitos tóxicos, cambios hormonales femeninos o meteorológicos, frío, calor, exposición al sol y un largo etcétera para que se "desencadene" la tormenta.

Con autocomplacencia no justificada, hacen ostentación de los "espectaculares avances en el conocimiento de los mecanismos moleculares de la crisis migrañosa para pasar a lamentar que, a pesar de ello, a pesar de los éxitos de la ciencia —que hacen suyos—, las cosas están empeorando —siempre pueden hacerlo— y muchos pacientes padecen las crisis cada vez con mayor frecuencia, intensidad y persistencia, a la vez que los fármacos —también a pesar de su "más que comprobada eficacia"— van perdiéndola misteriosamente.

Recuerdo la emisión del titular del informativo de una cadena de televisión anunciando el final de la migraña para el 2000. Creo que fue hacia 1992. La noticia no era sino el anuncio publicitario del lanzamiento de una nueva línea de fármacos antimigrañosos: los famosos y caros *triptanes*. Evidentemente, la publicidad de los productos no nos garantiza los éxitos, se trate de fármacos antimigrañosos o perfumes que hacen que arrasemos en los ligues. No solo no mejoró la cuestión en el año 2000, sino, más bien, todo lo contrario. El estado de la migraña y los ligues es tanto o más lamentable que antes de los fármacos y los perfumes.

Sostienen los neurólogos que esta aparente contradicción entre los éxitos de la ciencia y el fiasco terapéutico se explica por el creciente ajetreo de la sociedad moderna y la incorregible tendencia de los pacientes a la automedicación. Las cosas irían mejor, según su opinión, si se pusieran en manos de cualificados especialistas en la materia y siguieran sus indicaciones.

Sorprendentemente, los neurólogos que sostienen estas afirmaciones, especialmente cualificados y comprometidos en la lucha contra la migraña, predicadores insistentes de la tesis del ajetreo y la automedicación, de la evitación de los *desencadenantes*, presentan una curiosa tendencia a padecerla. Puede que, efectivamente, ello se deba a que llevan vidas especialmente agitadas y que, son los que más se automedican, aunque sorprende que les vaya tan mal, estando, como obviamente están, en "buenas manos", las propias.

Sostienen los neurólogos

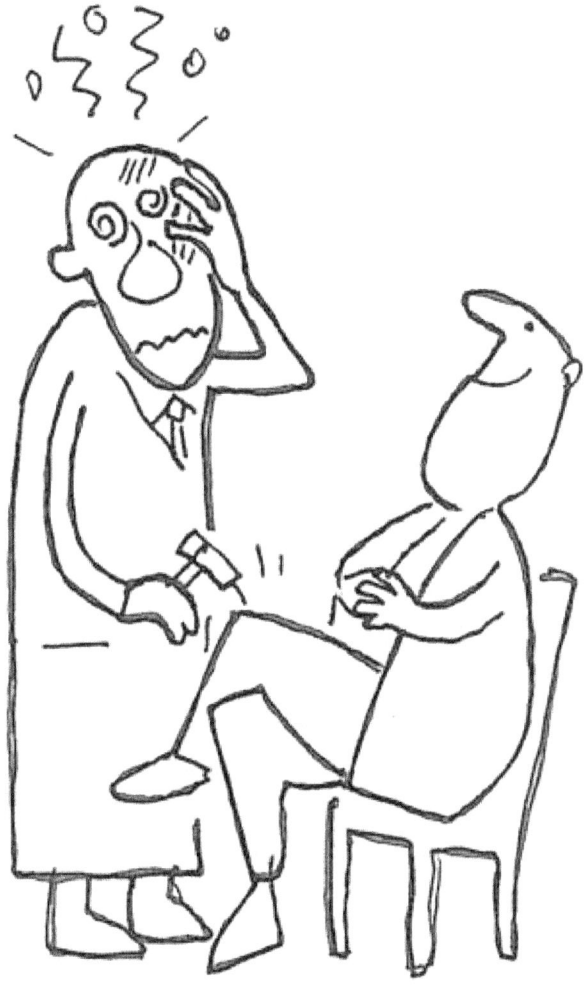

Misteriosamente ¡el 59,3% de los neurólogos dedicados preferentemente al estudio de migrañas y el 74,1% de neurólogas interesadas en la misma cuestión han padecido al menos una crisis de migraña en el último año!, según un estudio realizado entre especialistas en migraña que acudieron a un congreso sobre el tema, publicado en Neurology (noviembre, 2003), revista oficial de la Academia Americana de Neurología. Este trabajo y su resultado, "... un hecho estadístico fascinante para el que no encontramos explicación..." ha pasado inexplicablemente desapercibido.

Sólo un comentario del escritor Oliver Sacks aclarando que, en su caso, se dedicó a la neurología porque tenía migrañas con síntomas visuales —*auras*— que llegaron a fascinarle y quería aclarar su origen, y otro de David Ezpeleta, neurólogo navarro y migrañoso confeso de fines de semana —como el también ilustre neurólogo Sigmund Freud—, que sugiere que los colegas consultados disfrazan sus dolores de cabeza "tensionales" —vida ajetreada— como migrañas, pensando que esta etiqueta es más presentable socialmente —"son mis genes"—.

El *fascinante hecho estadístico* debería ser especialmente embarazoso para los neurólogos, como lo sería, con toda seguridad, una mayor incidencia de embarazos en los conventos, o de fobia a los balcones en los trabajadores de la construcción, pero el trabajo en cuestión sigue siendo ignorado y el escándalo sigue sin saltar.

En mi opinión, lo que sostienen los neurólogos... no se sostiene.

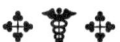

5 Las neurociencias avanzan que es una barbaridad

Es cierto que la ciencia, en este caso la dedicada al conocimiento del trabajo de nuestras neuronas —neurociencia—, ha avanzado espectacularmente y ello debería aportar nuevas soluciones al problema de la migraña, pero los neurólogos sólo están interesados en los avances de la química de los procesos neuronales, y, dentro de la química, sólo de unas pocas moléculas: aquellas que justifican lo que recetan. Están instalados en el llamado modelo "biomédico", el que trata de explicar todos los procesos del organismo exclusivamente —excluyendo otras cuestiones— a través de secuencias de reacciones químicas, habitualmente reducidas, en aras de ajustarlas a lo que se pretende colar como causa y solución.

El modelo "biomédico" se basa en el dogma de que "todo es química" y que cualquier explicación que aspire a ser considerada como "científica" debe contener sólo la secuencia completa y ordenada de reacciones moleculares que dan lugar al fenómeno objeto de estudio.

En coherencia con dicho modelo los neurólogos dan por sentado que la crisis migrañosa contiene algún defecto o exceso de una o varias moléculas y que cuando se identifique con más finura la desviación, será oportunamente corregida con nuevos y más potentes fármacos —y más caros... — siempre que el paciente adapte su vida a los cánones de lo "saludable" y que, por supuesto, no se automedique. Cualquier otra consideración sobre el origen y resolución de la migraña corresponde al ámbito de las especulaciones o de la charlatanería. Este libro, con toda seguridad, pertenece, según su criterio, a este apartado de teorías y prácticas alternativas carentes de fundamento.

Los neurólogos son excesivamente complacientes con sus consideraciones y desconsiderados y excluyentes con las consideraciones ajenas.

En realidad, la química de las neuronas de *homo sapiens* es similar a la de las neuronas de *Caenorhabditis elegans*, un simple gusano muy utilizado en investigación biológica. Compartimos moléculas no sólo con los gusanos, sino con las alcachofas. Lo que nos diferencia de los demás seres vivos no es la química, sino la Información, la Historia e historias que mueven esa química. Cada ser vivo escribe un libro distinto, pero el alfabeto es bastante parecido. No tiene mucho sentido analizar un libro contando la proporción de letras concretas que lo conforman, después de haberlo centrifugado, arguyendo que los libros son sólo letras. Las letras por sí solas no nos revelan los significados.

Necesitamos conocer su agrupamiento en palabras y frases y muchas otras cosas más.

La neurociencia se nutre de avances no sólo de la química neuronal, sino, especialmente, del modo en que nuestras neuronas reciben y procesan información y construyen con ella el conocimiento que permite evaluar la probabilidad de que algo suceda, antes de que lo confirmen o desmientan nuestros sentidos. Cualquier análisis que pretenda analizar el trabajo neuronal debe considerar necesariamente tanto el contenido concreto de la información recibida como su procesamiento. El sistema nervioso es una formidable red de adquisición de conocimiento a través del aprendizaje. Este proceso no está garantizado por la "normalidad" de nuestras moléculas ni impedido por supuestos déficits o excesos de ellas.

En la era de la informática empieza a hacer fortuna la metáfora de que el cerebro procesa mal la información, tanto en la migraña como en la fibromialgia. La propuesta del libro es que el pobre cerebro procesa implacable e inocentemente la información que le llega y puede que ésta no sea de calidad. Es decir: procesa excelentemente, pero estruja, apura... ¡mala información!

Los centros de investigación de robots no exhiben una parafernalia de instrumentos de laboratorio con tubos humeantes. En su lugar hay complejos sistemas informáticos, con teclados que son manipulados por los investigadores. Matemáticos, físicos, lógicos, biólogos, psicofísicos, lingüistas, ingenieros, teclean datos constantemente para extraer conclusiones, es decir, predicciones. Saben perfectamente que la inteligencia de sus cachivaches no depende de las moléculas, sino de los datos disponibles y de la forma en que son procesados para predecir, anticipar, vaticinar... y corregir los errores.

El dolor no puede ser explicado ni controlado con el enfoque biomédico, molecular. Existen factores cognitivos —conceptos, ideas, expectativas, creencias—, emocionales, sociales y culturales —incluso religioso-espirituales— que condicionan la activación y desarrollo de la percepción dolorosa.

El despiece del cerebro migrañoso en el laboratorio futurista más sofisticado que se pueda imaginar y el análisis de sus componentes químicos no desvelarán nunca la clave, porque no se trata de un problema de moléculas, sino de aprendizaje con fuerte impregnación social. La obsesiva recomendación de buscar los desencadenantes para evitarlos —el tabaco, alcohol, estrés, queso, chocolate, etc. —, válida para el sistema inmune, sólo servirá para estructurar y reforzar la fobia del propio cerebro, con la colaboración inconsciente del individuo.

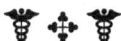

6 Piensa mal y ¿acertarás?

El cerebro piensa mal y... se equivoca

El cerebro migrañoso, evidentemente, no actúa de forma inteligente. Una pesadilla fóbica migrañosa es una acción cerebral básicamente errónea, innecesaria. Es comparable, como ya hemos comentado, a una crisis alérgica, es decir, a una acción bochornosa y absurda que dice poco respecto a la inteligencia del sistema inmune. La presencia de polen en el aire primaveral no debería activar nunca la alerta defensiva inflamatoria en ojos y narices por la sencilla razón de que el polen no nos ataca, es inofensivo. El sol, el frío, el estrés, el descenso de estrógenos o el chocolate tampoco ponen en peligro la integridad física de nuestras cabezas. No tiene sentido que el cerebro active los programas de alerta y protección preventiva de la cabeza cuando hace un día luminoso o algo fresco, cuando estamos preocupados por la conducta de los hijos, se acerca la menstruación o no hemos podido resistir a la tendencia ancestral a consumir dulces —potenciada biológicamente por su rareza en la naturaleza y su inmediato valor nutritivo—.

¿Cómo se llega a esta situación?

Le invito a asistir a la consulta de neurología con una paciente migrañosa —la migraña es más frecuente en mujeres—. Es una consulta con un neurólogo, pero se trata de una consulta algo atípica. Para empezar, el neurólogo no padece migraña. Además, no culpa a los genes, al estrés ni al chocolate y... ¡lo más desconcertante!, habla de biología, de los procesos celulares, de las estrategias del organismo para defender su integridad, de las neuronas, del cerebro, de sus errores. Puede que le sorprendan los conceptos que allí se exponen. Suenan extraños porque no tienen publicidad. La voz de la biología neuronal está tapada por la apabullante campaña de promoción de las doctrinas de los neurólogos ortodoxos, oficiales, de sus consejos y remedios. Tome asiento y escuche con atención... Interésese por la biología. Léase el prospecto del cerebro.

7 En la consulta, un día cualquiera...

"El dolor tiene que venir de *algo*"

El neurólogo está sentado junto con otra doctora más joven, una residente, y acaba de explicarle a la paciente que todas las exploraciones y pruebas son normales y que se trata de una "simple" migraña. La paciente se tranquiliza al oír estas buenas noticias y plantea su necesidad de disponer de un tratamiento eficaz. Ha conseguido, por fin, que le atienda un especialista y desearía al menos, si no la curación —ya le han hecho saber que la migraña no se cura—, al menos, un alivio. Tampoco le vendría mal una explicación sobre el origen de sus males. Está muy esperanzada con el resultado de la visita. Al contrario de lo que le ha sucedido en otras ocasiones, este doctor no se dispone todavía a coger el talonario de recetas...

—¿Tiene usted migraña, doctor? No lo tome a mal, pero preferiría que me viera un neurólogo que la tuviera. Así me comprendería y haría *algo* por mí. Tengo la impresión de que los demás, incluidos ustedes, no se hacen una idea de lo que sufro. Este dolor tan intenso, doctor, tiene que venir de *algo*. No es normal. Tiene que haber una explicación. Ya sé que no tengo nada grave, no sé... un tumor, pero *algo* tiene que suceder ahí dentro para producirme ese dolor tan horrendo, esas nauseas y esa necesidad imperiosa de encerrarme en mi habitación, apagar la luz y que me dejen en paz. He probado todo tipo de pastillas, yoga, cursos de relajación, homeopatía, "medicina natural", brujería, meditación trascendental, diademas antimigraña... pero no consigo evitar ni aliviar las crisis. Además, no quiero estar toda la vida tomando pastillas. Mi estómago protesta. ¿No hay nada nuevo para esto? Con todos los adelantos que hay hoy en día...

—Lo siento y me alegro a la vez, pero, natural o sorprendentemente, como quiera, no tengo migraña. No creo que lo sepa, pero para su tranquilidad o desesperación, los neurólogos tienen más migrañas que nadie. Respecto a su reiteración en el término "*algo*", efectivamente —si me permite una broma—, tal como usted indica, "dolor" viene de *algo* o, para ser más exacto, de *algos*, término griego (αλγός) con el que se describía a un *daimon* o demonio que genera dolor y pesar. Los términos de lumb-*algia* y neur-*algia*, quieren decir dolor lumbar y dolor de nervio respectivamente.

Hablando ya en serio, tiene usted toda la razón. El dolor, como todo lo que vemos, oímos, olfateamos, degustamos y palpamos, es siempre la consecuencia de un complejo proceso que se desarrolla en el cerebro. *El cerebro construye nuestras percepciones siempre por y para algo.* ¿Cree que, en su caso, existe *algo* que provoca la crisis migrañosa? ¿Ha comprobado que aparezca tras alguna actividad, circunstancia externa, estado de ánimo o nerviosismo? ¿A qué lo achaca?

—Me deja perpleja. No sabía que los neurólogos no podían protegerse a sí mismos. La verdad es que eso me inquieta, aunque, pensando en positivo —como me aconsejan en los cursos de control mental— si usted no tiene migrañas quizás pueda ayudarme. Respecto a las causas estoy bastante desconcertada. He buscado una relación entre lo que hago o cómo me siento y la aparición de dolor, pero ha sido inútil. A veces me parece que puede coincidir con problemas y tensiones, ya sabe, los nervios, pero, en general, me viene sin motivo aparente, incluso estando relajada, de vacaciones. No le encuentro una lógica.

—En mi opinión la migraña no tiene nada que ver con lo que usted hace, sino con lo que su cerebro decide hacer, después de valorar lo que usted ha hecho, está haciendo o piensa hacer. Es la consecuencia de una decisión cerebral y esa decisión, como es lógico, está apoyada por unas determinadas convicciones.

Veamos: tradicional e intuitivamente se asocia el dolor de cabeza a la actividad excesiva o inadecuada de sus componentes —ojos, oídos, nariz, mente...—. Este supuesto carácter delicado y vulnerable de la cabeza explica también que, en apariencia, surja el dolor si consumimos tóxicos, comemos algo "inconveniente", "fuerte" o simplemente apetecible —como el queso y el chocolate— o dormimos poco o demasiado. Parece que la cabeza fuera exquisitamente sensible a las pequeñas e inevitables transgresiones cotidianas, pero no es cierto.

El cerebro está bien preparado para soportar su actividad. Se dedica a valorar todo lo que hacemos o pensamos hacer, pero no hay ninguna repercusión física directa por el trajín neuronal asociado a nuestras acciones o reflexiones. Ninguna zona del organismo sufre con la actividad que desarrolla. Los pulmones no se resienten al respirar, el corazón al latir, los ojos al mirar, los riñones al filtrar la sangre o los oídos al escuchar, a no ser, claro, que respiremos aire con un producto tóxico, no llegue sangre por las arterias coronarias, miremos directamente al sol, la sangre contenga un tóxico renal o algo explote cerca del oído.

Dentro de los límites de resistencia de células y tejidos, la actividad, el trabajo cotidiano, no pone en peligro su integridad. Si el trabajo es excesivo aparece una percepción específica que nos obliga a descansar: la *fatiga*. El dolor no es una sensación seleccionada para que descansemos, sino para que evitemos de inmediato el contacto con un agente o estado que está destruyendo violentamente —o está a punto de hacerlo— una zona del organismo, es decir, para que apartemos la mano de una cazuela muy caliente, una rama con pinchos o algo equivalente. No es lo mismo que le dé a uno el sol en la cabeza mientras pasea a que la meta en el horno para ver cómo va el asado.

—Ahora que dice lo del sol, sí que me afectan los días soleados. Tengo que protegerme con gafas. Si no lo hago me aparece un dolor de cabeza intenso que puede durar todo el día hasta que me acuesto y me duermo.

En la consulta, un día cualquiera…

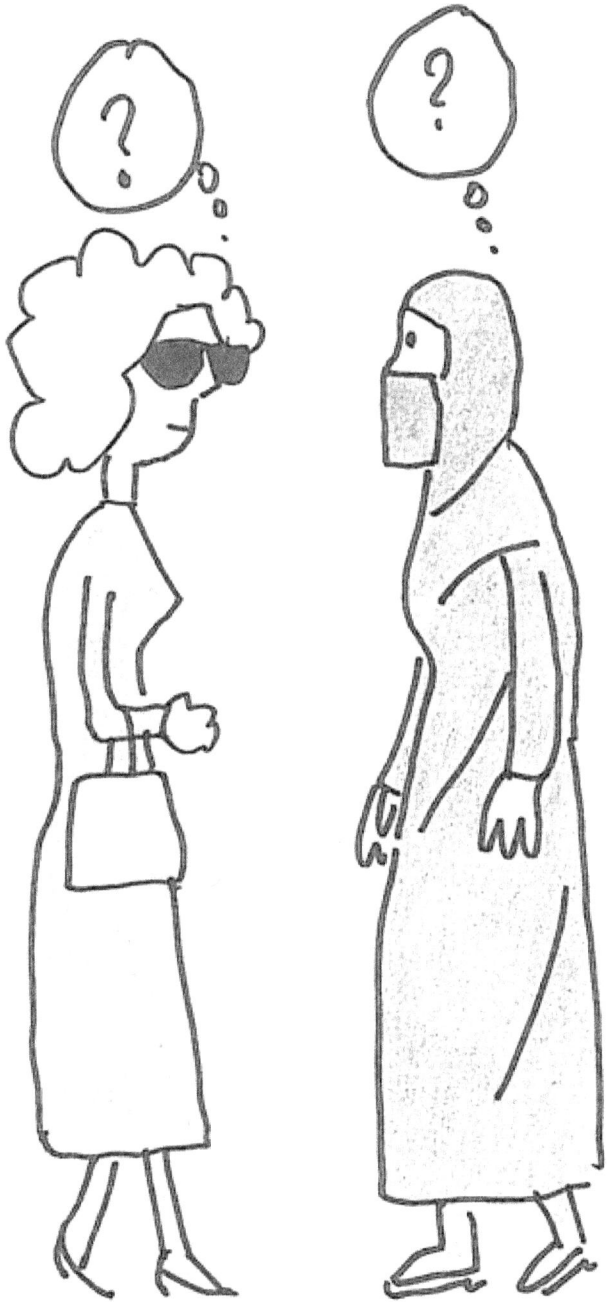

—¡Vaya! ¿Es usted de esas típicas mujeres occidentales que utilizan el velo en la cara?

—No le comprendo.

—Es una broma. Muchas mujeres musulmanas llevan un velo que oculta la parte inferior de la cara. Nos parece absurdo, pero muchas mujeres —y hombres— occidentales llevan velo superior... Para los primates es fundamental la comunicación a través de la mirada y algunos primates humanos, con la excusa de que les molesta la luz, se colocan el velo superior, hurtando información al otro y poniéndolo en desventaja. ¡Pueden mirar sin ser mirados! Como primate afectado por la costumbre, dejo constancia de mi protesta.

—No tengo más remedio que llevarlas. De otra forma me aparece la migraña. No es por ocultar nada.

—No se enfade. Era sólo una broma. En cualquier caso, me parece un buen ejemplo para empezar a explicarle el origen de la crisis migrañosa.

Si el cerebro interpreta que "el sol", la luminosidad, puede dañar la cabeza, intentará protegerla. El dolor es la consecuencia de esa decisión defensiva: "como si" su cerebro quisiera que usted evite la luz, una especie de reprimenda.

Racionalicemos, analicemos los hechos objetivamente: la luz solar actúa sobre la piel, calentándola, y sobre los ojos, trasmitiendo información sobre los objetos externos: la luz se refleja sobre ellos y los receptores de nuestra retina recogen datos que son transmitidos al cerebro, para que este extraiga conclusiones sobre textura, forma, "color", distancia y movimiento.

Los ojos palpan a distancia los objetos, los rastrean minuciosa y rápidamente de la misma forma que usted palparía con los dedos un objeto si tuviera los ojos vendados. La luminosidad actúa también —a través de los ojos— sobre el cerebro, modificando, por ejemplo, el estado de ánimo —los habitantes de los países nórdicos tienden a perder dinamismo durante el largo y oscuro invierno—. La luz solar no pone en peligro la supervivencia de las células del ojo o de la piel —siempre que, claro está, no exponga la piel del cráneo a un sol de justicia, tratando de quemarla para que adquiera un color más interesante o lo mire directamente para ver un eclipse—.

Si las células de la piel o de la retina no corren peligro por la exposición indirecta y razonable a la radiación solar que nos llega reflejada por los objetos, no veo cómo puede afectar a las neuronas, que se limitan a procesar una serie de pequeñas corrientes eléctricas que ellas mismas construyen. Esta incesante actividad es como hacer ejercicio para usted: salud. Nadie teme que el televisor se estropee por el ajetreo de electrones en la pantalla ni un violín se resiente por la ejecución de una obra con muchas notas. A los ciegos no les duelen las manos ni la cabeza por leer un libro con el método Braille. No hay ninguna diferencia entre palpar la realidad con los dedos o, a distancia, con los ojos. Las dos acciones son absolutamente inofensivas.

—Pues en mi caso he comprobado que influye.

—No niego los hechos ("tengo migraña si hace sol y no llevo gafas"), sino que trato de explicar su origen. En realidad, desde un punto de vista físico, el organismo no corre peligro por exponerse a la luz solar, pero todo lo que nos rodea está interpretado y si el cerebro "piensa-teme" que la luminosidad es potencialmente peligrosa, se lo hará saber a su manera, es decir, activando el programa preparado genéticamente para esas situaciones: el programa defensivo que genera la sensación desagradable de dolor. La naturaleza pone la luz solar, fuente de origen y mantenimiento de la vida, sus ojos extraen información que permite al cerebro deducir qué objetos hay, dónde están y qué hacen y él valora además si esta situación encierra peligro. Si aparece el dolor es que el cerebro cree que sí es potencialmente peligroso. Aunque, en este caso, está totalmente equivocado.

El cerebro valora esencialmente su conducta, su decisión, su desobediencia respecto a su temor, aunque sea absurdo.

—No acabo de entenderlo.

—Cualquier cosa puede ser el desencadenante de la crisis: tomar el sol, pasar hambre, aburrirse, estar preocupado, ir de viaje, comer chocolate, tomar un poco de vino, dormir mucho, dormir poco, estudiar, en definitiva, vivir... Basta que su cerebro crea que ponen en peligro su cabeza. Sucede lo mismo con la alergia al polen o a los ácaros, o la fobia a las alturas o a los ratones. Yo, por ejemplo, tengo alergia al polen. Esto quiere decir que mi sistema inmune considera peligroso que el polen entre al organismo, porque lo considera responsable de algún desaguisado de muerte celular en el pasado. Equivocadamente. Lo ha metido en el mismo saco que a los gérmenes.

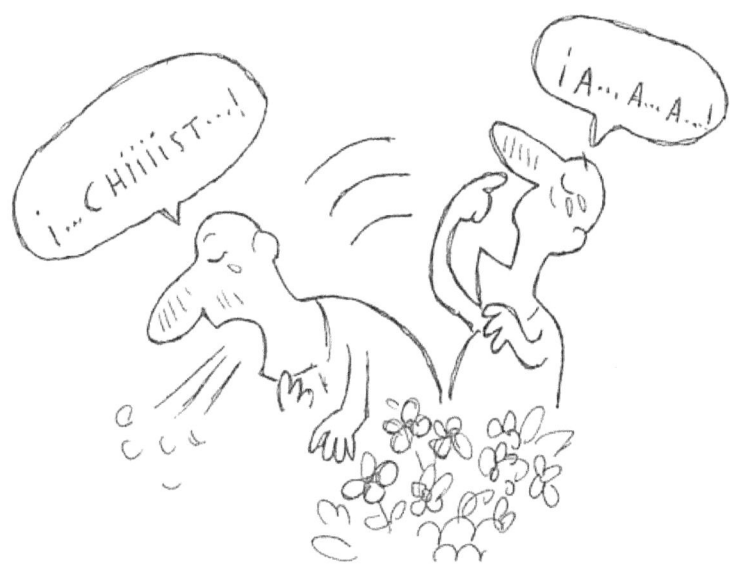

Mi cerebro colabora con el sistema inmune —son uña y carne— activando el programa "picor" en la nariz para que estornude, y en los ojos para que me los frote. Es cierto que el polen me produce estornudos y lagrimeo, pero sólo porque mi sistema inmune y solidariamente mi cerebro lo consideran peligroso. Si usted se aparta del balcón o huye al ver un ratón no deja de ser un hecho real, pero no es el ratón el que le hace huir, sino la forma en que está catalogado el bicho. El organismo construye miedos absurdos lo mismo que nosotros.

Tanto el sistema nervioso como el sistema inmune evalúan el peligro. Deciden lo que debe ser evitado o penalizado. No hay magia ni misterio en este caso, sino pura prevención sobre el polen, el sol, los ratones y la altura. Su cerebro y mi sistema inmune se limitan a responder a una supuesta amenaza. Los programas defensivos nos hacen sentirnos mal y, comprensible pero erróneamente, nos concentramos en tratar de recuperar la normalidad, librándonos del dolor, el picor nasal y ocular y la angustia y mareo de la altura.

—¿O sea que tengo que pensar que no me va a doler y ya está? No es que lo piense. Me duele. Además, me encanta el sol, pero me sienta mal.

—Una paciente mía trabajaba como conductora de un autobús urbano y, en pleno verano, no se atrevía a poner el aire acondicionado pues eso le costaba con toda seguridad una crisis migrañosa. Le expliqué que la crisis era la consecuencia del temor fóbico, absurdo de su cerebro. Lo entendió y lo creyó y, al día siguiente, lo puso a prueba: hacía también calor y pensó: "es ridículo que yo esté pasando calor sólo porque mi cerebro tenga miedo al frío". Con gesto decidido activó el aire acondicionado y no pasó nada. Su cerebro aceptó la reflexión y descatalogó el frío como peligroso enemigo de la cabeza.

—¿Así, sin más? ¿Basta con ordenar a nuestro cerebro que no nos active el dolor para que no lo haga? No sé si podré creerle, doctor.

—El pensamiento, la voluntad, no es un mando a distancia que hace funcionar a su capricho el cerebro. A usted le encanta el sol y a mí la primavera, pero su cerebro y mi sistema inmune consideran que son peligrosos. Tienen miedo a que se dañe el organismo y procuran que los evitemos. Ninguno de los dos nos pide permiso para defenderlo. El policía no pide permiso para poner multas ni los padres consultan a sus hijos a la hora de prohibirles algo que a ellos les encanta, pero que a sus padres les crea inquietud. Por pensar usted que el policía que ya se le acerca sacando el talonario de multas, no lo va a hacer, no cambia las cosas si él piensa que debe multarla. Otra cosa es que una vez que el policía le hace saber que le va a multar e inicia el proceso, usted reaccione, se defienda y consiga con sus explicaciones que desista y rompa la papeleta.

—¿Quiere decir que el cerebro de su paciente no quería el aire acondicionado porque lo consideraba peligroso y el mío teme que el sol perjudique mi cabeza?

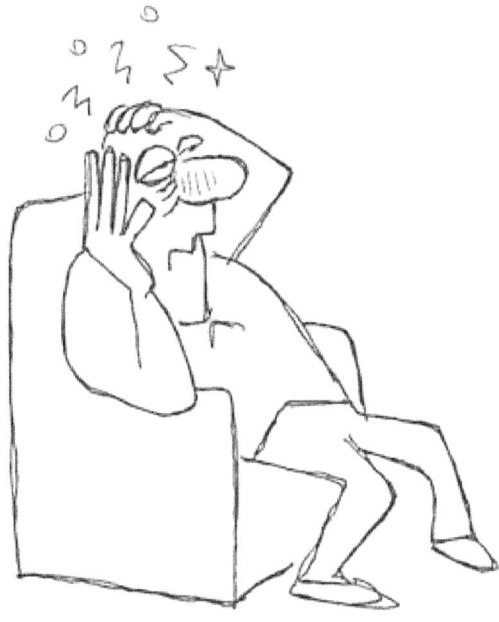

—Exactamente. Usted teme al dolor y yo a los estornudos. Su cerebro no teme al dolor, sino al daño que pueda producir el sol en su cabeza y mi sistema inmune al que pueda generar el polen si entra al organismo. El temor de su cerebro y mi sistema inmune es absurdo, infundado, infantil. Es como una superstición: martes y trece, el color amarillo, las conjunciones astrales. No condicionan nuestra vida por sí mismas, pero sí a través de nuestras convicciones o temores.

Mis ojos y mi nariz no son sensibles al polen ni su cabeza al sol. Sufren las consecuencias de la vigilancia sensible de nuestros sistemas defensivos: en mi caso el Inmune y en el suyo el Nervioso. Son sistemas hipocondríacos por definición. Un vigilante de seguridad es, debe ser, hipocondríaco respecto a los robos. La policía interior sanitaria, es decir, su cerebro y mi sistema inmune, le aplicará todo el rigor de la ley mientras esté vigente: "¡no puede darle el sol en la cabeza!" "¡No está permitido respirar ese aire!". "¡No podemos correr ese peligro!"

—Esto que me cuenta es muy raro y complicado. Es la primera vez que lo oigo. Según usted bastaría con cambiar el "chip" que relaciona el sol con la activación del dolor, pero... ¿qué puedo hacer yo para inutilizar ese supuesto chip de mi cerebro? Cuando comienza el dolor ¿qué puedo hacer para desactivarlo? ¿Basta que, como su paciente, le diga a mi cerebro que no se preocupe, que el sol no hace daño?

—No basta con "decir". Se necesitan convicciones. Tiene que suprimir una ley interna, un artículo del código penal del organismo. Si usted consigue quitar el miedo de su cerebro al sol y yo el de mi sistema inmune al polen, solucionaremos el problema. Esto, técnicamente, se denomina "tolerancia". Ya no se considerarán delitos o faltas, como acciones penadas por la ley, por considerarse imprudentes. Mi sistema inmune toleraría, autorizaría el polen, y su cerebro toleraría, autorizaría que usted tomara el sol. El problema es cómo conseguirlo. *Es más fácil construir la intolerancia que desactivarla.* No se precipite. El primer objetivo es comprender la situación. En el ejemplo de la multa injustificada, lo primero que tiene que conseguir es su convicción de inocencia. Luego tendrá que convencer al policía de que, efectivamente, usted es inocente, inofensivo.

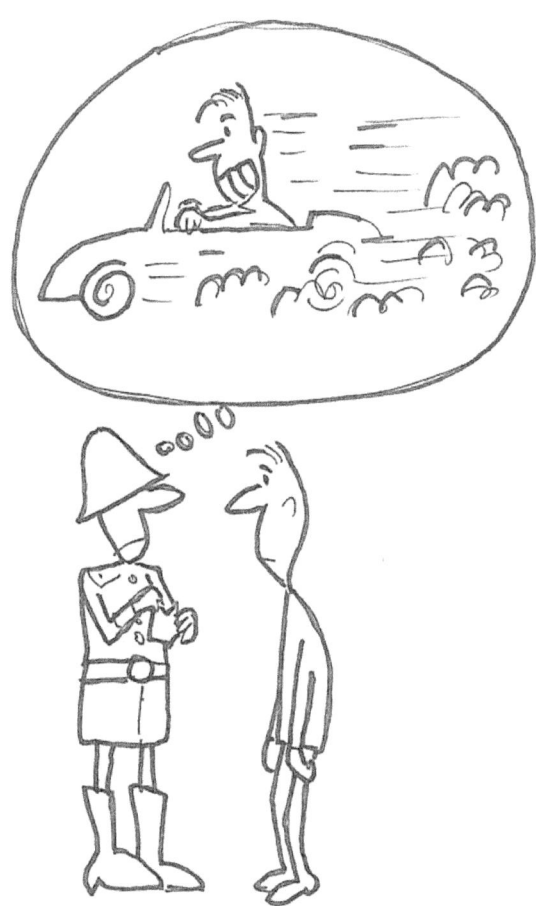

El policía, lógicamente, es su cerebro y, ya le adelanto: es un policía algo peculiar. Se dedica a vigilar las probabilidades de que se cometan infracciones. No espera a que se lleven a cabo. Vigila a los ciudadanos tratando de detectar señales que anuncien sus supuestas intenciones: "le he visto dirigirse al coche y he temido que pudiera cometer una infracción... los días soleados se ponen más multas". Tiende además a argumentar de forma extraña, inversa…: "*algo* me ha hecho pensar que iba a cometer una infracción. Sólo tengo dudas sobre cuál de ellas: exceso de velocidad, hablar por el móvil o saltarse un semáforo en rojo... No tengo más remedio que multarle y requisarle las llaves del coche. No podemos arriesgarnos a dejarle suelto por ahí. Veo además que está de acuerdo, porque hace ademán de pagar y entregarme las llaves."

¿Le suena lo del pecado de obra y de pensamiento? Es *algo* parecido. El censor interno nos penalizaba nuestros pensamientos "impuros" (¿?). Si, ante una situación tan descabellada usted permanece callada y empequeñecida y colabora... pagando la multa... confesándose culpable... el absurdo irá repitiéndose a lo largo del tiempo. Usted es la pieza clave, la única que puede impedir este despropósito.

—Creo que he entendido el problema, aunque lo del policía ese, invertido... o inverso, me ha confundido algo, pero me parece todo esto muy raro, surrealista. ¿Está seguro de que nuestro cerebro actúa así? aunque... ahora que lo pienso yo también actúo de ese modo con mis hijo*s*: "no salgas, que puedes acatarrarte, porque hace frío..." De todas formas, esto de hablar con mi cerebro y convencerle de que no se asuste con el sol me suena raro e increíble.

—El policía aplica una lógica extraña, la lógica "bayesiana". Dicen los expertos —físicos, matemáticos, lógicos, informáticos— que nuestro cerebro es un aplicador implacable de la fórmula bayesiana.

Thomas Bayes era un monje del siglo XVIII que describió una fórmula matemática que permitía afinar la probabilidad de deducir las causas después de producirse el efecto. En este caso, la aplicación de la matemática bayesiana sólo sirve para consolidar las convicciones erróneas.

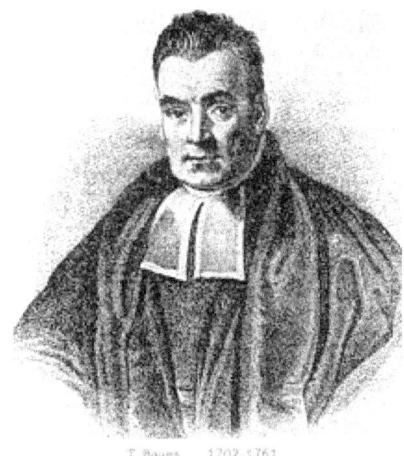

—No me líe demasiado, doctor. Tenga piedad.

—La red neuronal resuelve sus cuestiones tras complicados procesos de análisis de datos. Sólo los científicos más sesudos pueden acercarse a intuir cómo lo hace. Desde luego no averiguamos nada midiendo serotoninas y endorfinas, sino reflexionando sobre el proceso de construcción de convicciones. Pensar es creer, además de desear y temer. Las decisiones cerebrales proceden de un ir y venir de nuestras convicciones, deseos y temores.

No se preocupe. Olvide todo esto del reverendo Thomas Bayes y las multas por predicción. Quizás le ayude más el ejemplo de los pecados "de pensamiento". Sólo pretendo hacerle ver que en la cabeza tenemos una organización realmente poderosa que intenta predecir y evitar el futuro. Su cerebro actúa como si supiera física, matemáticas, lógica, informática y por supuesto química.

—Estoy de acuerdo: mejor me olvido de todo esto del fraile y el policía. Siga doctor.

—Bien. Si efectivamente ha entendido lo sustancial hemos conseguido algo muy importante y necesario para proseguir. Su migraña es la consecuencia de una evaluación errónea de peligro por parte de su cerebro. Tiene un cerebro agorero, equivocado y asustadizo que construye un código penal ajustado a sus temores hipocondríacos, pero usted no hace nada por evitarlo, sino todo lo contrario: se deja intimidar. Tiene que cambiar de estrategia y dedicarse a instruirlo y tranquilizarlo. Coja las riendas. Defiéndase con el conocimiento, con la racionalidad. No deje que su cerebro le contagie emocionalmente.

Su sistema nervioso tiene virus —convicciones— y debe hacer lo posible para conseguir los antivirus correspondientes. No haga caso de lo que dicen los neurólogos sobre la migraña. Ellos la padecen más que nadie y contribuyen a propagar los miedos cerebrales a cosas tan triviales como el queso, el chocolate, los descensos de estrógenos, los ordenadores o los viajes. Están convencidos de que el sol y su cerebro supuestamente defectuoso son los culpables del dolor y probablemente le recomiendan que utilice gafas. Son los que legislan, los que establecen lo que es un delito o falta. Es imposible eliminar la fobia a los ascensores si los expertos municipales y los constructores son los que más los evitan, porque le recuerdan que, efectivamente, algunos salen defectuosos, de fábrica —genes—. ¡Así no hay quien se libre de una fobia!

Los psicólogos sugieren a los pacientes con fobias que deben afrontar los escenarios y situaciones que provocan el ataque de pánico, en ningún caso evitarlos, pero los neurólogos, incomprensiblemente, le recomendarán obsesivamente que identifique desencadenantes de sus migrañas y los evite.

El cerebro humano, bien protegido en su caja ósea, es robusto físicamente, pero ideológicamente vulnerable. Es cándido y confiado, por genética, respecto a los contenidos de la cultura en la que se cría y, como el policía bayesiano del ejemplo —perdón— utiliza el razonamiento inverso: construye probabilidades sobre sucesos —instruido por la cultura— y cuando alcanza un cierto nivel de temor, interviene. El dolor aparece y, a partir de ese momento, comienza el lío bayesiano de la migraña:

"Señora: ¡le voy a poner una multa! Debo advertirle de que existe un alto riesgo de que cometa una infracción". "Está usted en un balcón. ¡Aléjese inmediatamente! Sólo tengo la duda de si se puede caer o le puede dar por tirarse, pero ¡apártese rápido de ahí!".

8 "Puede que me venga de familia"

La paciente ha quedado algo pensativa y defraudada con lo que ha oído. Suena raro y poco práctico. Interesante, extraño y probablemente inútil. Matemáticas, lógica bayesiana... filosofía... especulación. Prefiere el mundo de la química, las pastillas. No ve la manera de convertir todo este discurso en una solución, no se le dan bien las matemáticas ni la filosofía, pero, por otra parte, no deja de tener cierto sentido. De momento parece que sólo ha conseguido que le duela algo la cabeza con el policía bayesiano obsesionado en poner multas con su cálculo inverso de probabilidades. Parece algo "kafkiano", surrealista. Franz Kafka era también migrañoso... El neurólogo escribe unas notas, se quita las gafas y retoma la conversación... Parece muy convencido de lo que dice...

—Dejamos el mundo surrealista del cerebro y volvemos a cuestiones más normales.

—Se lo agradezco.

—¿Alguien en su familia tiene o ha tenido migraña?

—Mi madre era jaquecosa. Le he visto siempre quejarse de la cabeza. Se tomaba dos optalidones y se metía a la cama hasta que se le pasaba. Supongo que esto de la migraña es hereditario. Lo he oído en la tele, en "Saber vivir". Me encanta ese programa. Mi hija de 14 años ha debido heredarlo también porque ya empieza a quejarse de que le duele la cabeza.

—No se fíe de las apariencias... ni de los programas. Habitualmente difunden doctrina oficial y no siempre es fiable.

Efectivamente las pacientes migrañosas tienen más probabilidad de pertenecer a familias migrañosas y existen varios argumentos para interpretar correctamente este hecho. Los neurólogos afirman solemnemente que existe una genética específica de la migraña que lo explica todo, pero el tema es más complejo. En primer lugar, es cierto que "lo genético" influye en la probabilidad de que una persona sea migrañosa, pero ¡no existe un gen concreto de la migraña!

El concepto de gen es para los biólogos muy complicado, mucho más que para los neurólogos. Más bien habría que hablar de regiones del genoma que, en función de muchas circunstancias que suceden dentro y fuera del núcleo celular, se expresan de formas variables. Una misma zona del genoma puede dar así lugar a expresiones o transcripciones distintas. Por ello lo que importa no sólo es el genoma, sino su expresión —variable—: el *transcriptoma*. Luego vendría el proceso de producción de proteínas, el *proteoma*; las cadenas metabólicas que estas regulan: el *metaboloma*, e incluso sería imprescindible considerar también el exterior, el ambiente, es decir, el *ambientoma*. El genoma, transcriptoma, proteoma, metaboloma y ambientoma interaccionan de forma compleja. El genoma es el libro de recetas. No basta para que le sirvan el plato: necesitará unas materias primas, fogones, el cocinero, el camarero, usted mismo...

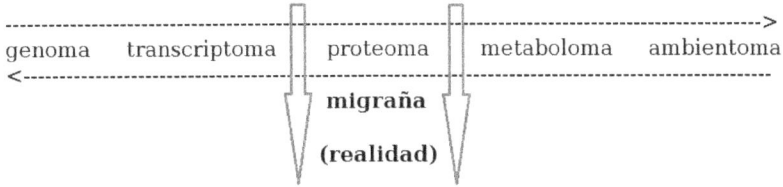

Genoma ("gen de la migraña") ══════ migraña
(versión simple)

```
------------------------||----------||----------------------->
genoma    transcriptoma || proteoma || metaboloma    ambientoma
<-----------------------||----------||------------------------
                         migraña
                        (realidad)
```

—No me líe, doctor.

—Le aconsejo que se proteja de las ideas "sencillas". Ya sé que preferimos las ideas claras y simples. Cada cosa produce un efecto, pero no es así. Hay una afirmación muy sencilla y fiable sobre los procesos biológicos: son todos muy complejos. Toda esta perorata sobre el genoma, transcriptoma, etc. es para eliminar de su cabeza la convicción de que está determinado en su genoma tener dolor de cabeza.

—Lo tendré en cuenta, pero no me pida que me aprenda todas esas palabrejas.

—No es necesario. Quédese con la idea de que lo que heredamos, lo que somos y hacemos en función de que procedemos de nuestros padres, incluye no sólo el material genético, sino la imitación y el entorno que ellos —y otros— generan.

—De acuerdo. Siga.

—Destierre la imagen del genoma como una especie de collar con bolitas ensartadas en un hilo: cada bolita un gen; cada bolita-gen responsable de un rasgo o carácter: la bolita-gen de la migraña produciendo dolor en la cabeza. En cada carácter influyen muchos procesos de transcripción fuertemente relacionados y cada proceso de transcripción influye en muchos rasgos. Por otra parte, no deja de ser sorprendente que algo genético afecte exclusivamente a la aparición de dolor en la cabeza y no, simultáneamente, en los pies o los codos.

Existe una enfermedad genética, la *ausencia congénita de dolor*, que impide la producción de dolor a quien la padece. Parece una suerte, pero no lo es. Su organismo está desprotegido y sufre las consecuencias. La ausencia de dolor en esta enfermedad afecta a todo el cuerpo pues, por defecto genético, no se fabrican las neuronas que detectan aquello que nos destruye. Sería como una ciudad con entidades financieras provistas de sistemas de alarma defectuosos, por fallo en la fabricación de los sensores. Bancos con sistemas de seguridad muy sofisticados y capaces, pero completamente inútiles, incapaces de detectar los efectos del robo, que son los que activan las sirenas. No se producirían los sobresaltos de la activación de las alarmas, pero los ladrones podrían atracarlos impunemente. El defecto afectaría a todos los bancos de la ciudad.

Si la migraña fuera genética lo lógico es que hubiera una tendencia al dolor anómalo en cualquier zona y no sólo en la cabeza. La *ausencia congénita de dolor* es, además, una enfermedad extremadamente rara. La situación contraria: la "presencia supuestamente congénita de dolor en la cabeza" es extremadamente frecuente... especialmente entre los neurólogos que se ocupan de combatirla.

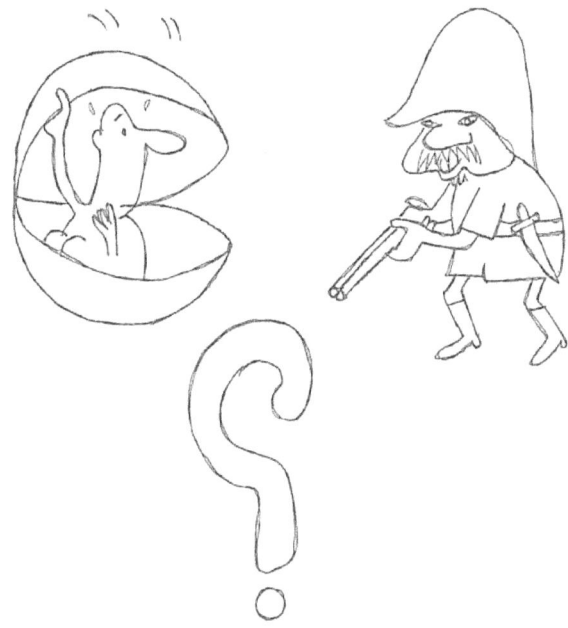

En el caso de la migraña, la genética —el conjunto de genes que pueden predisponer conjuntamente a padecerla— se limita a expresar diversas tendencias o estilos básicos de afrontamiento de la realidad. Se sabe, por ejemplo, que determinados tipos genéticos potencian una actitud ante la vida de mayor atención-motivación a las situaciones de peligrosidad física. Son organismos *evitadores de daño*, individuos tipo *almeja*, en terminología del filósofo José Antonio Marina, individuos que se encierran rápidamente en su concha ante el menor estímulo no codificado. El tipo contrario adopta una actitud menos sensible a la posibilidad de daño y se motiva más a la exploración, la aventura, el riesgo. Son los organismos *buscadores de novedad*, o tipo *lince*. El ojo es "lince" y el párpado se comporta como una almeja.

En conjunto, el organismo femenino es más evitador de daño y el masculino más buscador de novedad. Eso explicaría, en parte, la mayor probabilidad de tener migraña por parte de las mujeres.

—No estoy de acuerdo. Yo aguanto bastante el dolor. No soy quejica. No me creo además que los hombres soporten mejor el dolor que nosotras. Es un mito fastidioso, uno más de los sambenitos que nos cuelgan a las mujeres cuando tenemos dolor.

—No estoy juzgando a nadie. Desde el punto de vista biológico, en nuestra especie, el organismo femenino está más preparado para la detección del peligro y actúa más a la defensiva respecto a la pérdida de la integridad física, propia y ajena. Se mete en menos berenjenales que impliquen lesiones físicas violentas —fracturas, luxaciones, heridas, quemaduras, etc. —. Esto no tiene nada que ver con la abnegación o con la penosidad física o psicológica de las tareas cotidianas. Los varones son más aficionados a los juegos violentos, peleas, demostraciones de arrojo que implican una alta probabilidad de daño violento. Sufren y generan más destrucción física que las mujeres. El organismo está adaptado a esta tendencia y los programas de activación del dolor masculino se regulan más a la baja.

El movimiento reduce el dolor, libera opiáceos —las famosas "endorfinas"—. "Me voy a la huerta, porque si no, me duelen todos los huesos", me comentaba una abuela campesina... A las bailarinas no les duelen más los pies, a los pianistas las manos ni a los boxeadores la cabeza. El cerebro valora emocionalmente a la baja la trascendencia de las lesiones que, evidentemente, pueden producirse. En la situación contraria, la vigilancia o atención al daño físico facilita el disparo de los programas de dolor incluso sin que se haya producido ningún daño o lesión.

Todos nacemos con un miedo genético a las alturas, a las arañas, al fuego o a las serpientes. No creo que ello impida que uno se aficione a la vida en el campo, ponga una chimenea en el salón o practique el alpinismo. Nacemos asustadizos y recelosos, pero el aprendizaje nos modifica sustancialmente. A veces, por desgracia, lo único que hacemos es cultivar el miedo irracional, la intolerancia, que es una tendencia más natural y fácil que la contraria.

La genética femenina y la de los tipos evitadores de daño aumentan, por tanto, la probabilidad de aparición de dolor ante determinados factores externos. Es lo que los genetistas denominan *sensibilidad biológica al contexto*, indicando con ello que la genética debe analizarse siempre en íntima integración con las características del entorno. Para los neurólogos el entorno se limita a los famosos desencadenantes. Ya sabe: el chocolate, el estrés, los cambios de tiempo, sus hábitos. El problema de las fobias se resolvería, según ellos, eliminando los ascensores, los balcones o los espacios cerrados.

Para mí lo verdaderamente importante del entorno es la cultura, la forma en la que está interpretado. Alguien genéticamente más inclinado a considerar la información sobre riesgos será, por lógica, más sensible a la información alarmista. Los supuestos genes de la migraña crearían una condición de mayor credibilidad a los bulos sobre peligros de la cabeza, no una mayor vulnerabilidad frente a "desencadenantes". Hay individuos genéticamente más obedientes al contenido cultural sobre amenaza de daño interno. Al tratarse de un contenido homogéneo, universal, es fácil resaltar la influencia genética, pero esta no produce ninguna acción si no contacta con la cultura alarmista, que está omnipresente.

No deja de ser extraño que en una época en la que todo es genético no se haya planteado también la influencia de los genes en la obediencia o la tendencia al acatamiento cultural, a la docilidad. Los genes nos hacen más o menos creyentes, pero el problema es a qué o a quién.

La especie humana además es muy imitadora. ¿Ha oído hablar de las *neuronas espejo*?

9 Copiamos mucho en la escuela...

La pobre paciente siente un ligero estremecimiento. Las explicaciones están demasiado alejadas de sus ideas sobre la migraña. No puede evitar cierta desazón al oír conceptos extraños como el del policía bayesiano y ahora este de las *neuronas espejo*. Puede que, efectivamente, desconfíe de lo foráneo y sea de esas personas que por genética tienden a refugiarse en lo conocido, aunque sea erróneo. Hace un esfuerzo y adopta, algo forzadamente, la actitud de *buscadora de novedad*...

—La vida es como una escuela. Aprendemos sin cesar, pero... copiamos mucho, gracias a las *neuronas espejo*.

—No me suena...

—No me sorprende. Tienen poca publicidad. Un prestigioso investigador sobre cerebro, el profesor Vilayanur Ramachandran, estimó el descubrimiento de las neuronas espejo tan significativo para la psicología como el ADN fue para la biología. Sin embargo, los neurólogos no le han prestado ninguna atención. Las neuronas espejo no figuran ni siquiera en el índice de sus libros. Supongo que ha oído hablar de los genes.

—¡Claro!

—Naturalmente. Tienen buen marketing. Me sorprendería, sin embargo, que hubiera oído hablar de los *memes*.

—Tampoco me suena.

—No se preocupe, porque no son famosos. Intentaré explicárselo de la forma más sencilla posible. Las neuronas espejo fueron descubiertas en la última década del siglo pasado por investigadores italianos, cuando estudiaban el cerebro "pre-motor", la zona que selecciona y prepara los programas motores por si precisan ser activados. Disponiendo electrodos en el cerebro premotor de macacos, les hacían ejecutar tareas como coger alimentos u otros objetos, llevárselos a la boca, sostenerlos, desgarrarlos, etc. Al realizar estas maniobras, los investigadores encontraban que la actividad eléctrica se localizaba en una determinada población de neuronas de la zona premotora. De forma casual advirtieron que esas mismas neuronas también se activaban cuando el macaco se limitaba a observar la acción, pero ejecutada por otro. Al macaco observador le bastaba contemplar la ejecución para que se activara en su cerebro el mismo patrón de actividad neuronal que necesitaría para ejecutar la tarea. Se generaba una especie de copia del programa, que permitía al macaco, por un lado, imitar la acción observada y, por otro, interpretar la intención de la acción del mono observado. El observador, al disponer de la copia interna, podía darle un sentido, una utilidad o una intención.

Copiamos mucho en la escuela…

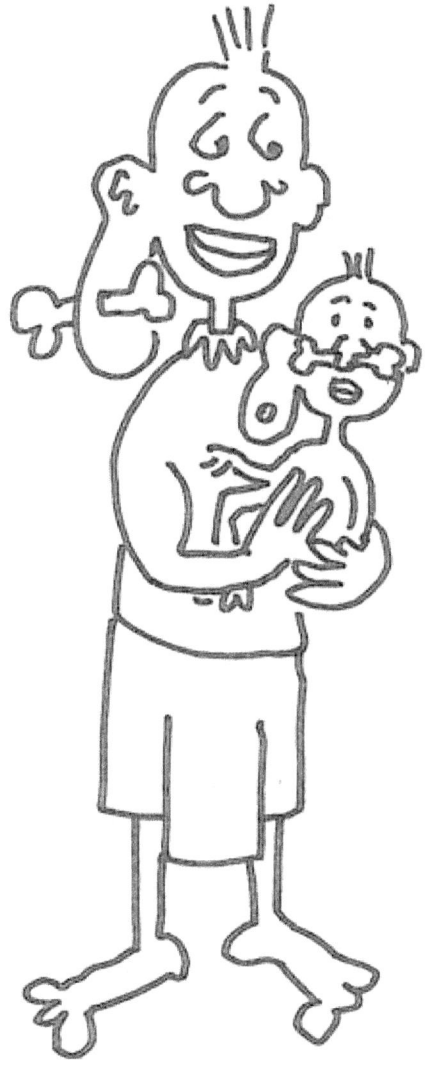

Nada más nacer, esta propiedad espejo de algunas de nuestras neuronas se pone a trabajar, copiando no sólo programas motores, sino también emocionales y perceptivos.

Nos movemos, emocionamos y sentimos con grados variables de copia de las acciones, emociones y percepciones de nuestros allegados. Un ratón que observa en el laboratorio la aplicación de estímulos molestos a un colega amigable de jaula tendrá más dolor si le aplican el mismo estímulo un poco después. Sin embargo, si el ratón observado es un extraño —luego, un enemigo en potencia— se produce el efecto contrario. Nos identificamos y somos solidarios con el dolor de los nuestros y parece que nos alegra el dolor ajeno. No hace falta que le diga que este hecho se produce también en humanos.

Es de suponer que también pensamos con un alto grado de copiado. En definitiva, lo que nuestro cerebro decide está muy condicionado no sólo por sus genes, sino también por lo que le rodea. Es lo que los neurocientíficos llaman: *cognición o conocimiento social*. Nos parecemos mucho a los padres, a nuestros amigos y a nuestros ídolos. Hablamos, caminamos, sentimos y nos emocionamos como ellos. *No sólo pertenecemos a clones genéticos, sino también a clanes culturales.*

El proceso de copia es biológicamente muy poderoso. Los psicólogos hablan incluso de *sobreimitación* para referirse a que los humanos lo copiamos todo, aunque sea evidente que los resultados sean negativos. Si un chimpancé contempla una maniobra que no consigue su objetivo, no lo imita. Sólo ensaya lo que previamente ha observado que tiene éxito, gratificación. En cambio, un niño reproduce todo lo que ha observado, lo acertado y lo que no. *Sobreimita*.

—Interesante y... preocupante. ¿Quiere decir que, observando las migrañas de mi madre mi cerebro las copiaba y que yo, a mi vez, he facilitado con las mías el que mi hija las padezca?

—Por instinto, prestamos más credibilidad y confianza a lo que hacen nuestros progenitores. Los sobrevaloramos. Hay un mecanismo poderoso, la llamada *impronta*, que hace que tomemos como referencia a quienes están presentes cuando venimos al mundo, lógica y habitualmente, los padres. Los patitos seguirán a mamá patita... a no ser que en lugar de ella esté el investigador premio nobel Konrad Lorenz sustituyéndola.

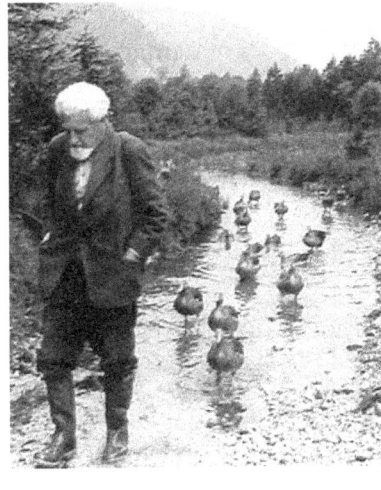

A través de las sucesivas incidencias de dolor —propio y ajeno— los niños y adolescentes van construyendo y estructurando sus conductas y creencias sobre dolor. No sólo los padres, sino también los compañeros van definiendo el mundo del dolor, su significación y la forma de afrontarlo. Hay diferencias de género importantes que van contribuyendo ya desde muy pronto a facilitar el dolor en las chicas.

La existencia de la propiedad *espejo* de algunos circuitos neuronales hace que nos "contagiemos" con la observación de acciones, percepciones y emociones ajenas, pero eso no quiere decir que lo que copiamos vaya a determinar irremediablemente lo que vamos a hacer y sentir en el futuro. Simplemente, nuestro cerebro dispone de una facultad de adquirir información con rapidez a través de lo que les sucede a los demás. Esta información se somete a un constante procesamiento y, en función de las conclusiones o incertidumbres que genere, será utilizada para construir sus propios programas motores, perceptivos y emocionales.

Por lo general, no estamos expuestos a un entorno rígido y homogéneo ni todos los individuos cercanos son iguales. El contacto con la variedad nos permite ir adquiriendo un conocimiento más flexible que nos hace, al menos aparentemente, más libres.

Como en la escuela real, la motivación y la atención, es decir, la voluntad y la libertad influyen poderosamente en la fuerza del copiado.

—¿Cómo sé yo lo que debo copiar o rechazar? ¿Cómo distingo las ideas correctas de las incorrectas? ¿Qué es creíble y qué no? ¿De quién me fío? Lo que me va explicando tiene lógica, pero ¿cómo sé yo que realmente la migraña es lo que usted me está explicando y no lo que explican la mayoría de los neurólogos?

—Eso pertenece al ámbito de sus reflexiones y decisiones personales. Yo intento trasladarle parte del conocimiento del que disponemos como especie sobre el funcionamiento de nuestro cerebro, para que lo que decida hacer sea más razonable. Lo que le cuento puede ser o no útil, pero le aseguro que es rigurosamente cierto. Son hechos científicos. La imitación, a través de la propiedad espejo de determinadas zonas cerebrales, es un hecho.

Explica por qué nos emocionamos al ver una película u oír una música o un relato. Puede que el lenguaje sea también una consecuencia de esta capacidad espejo de nuestras neuronas. Si esta propiedad influye o no en la génesis de la migraña no deja de ser una especulación, pero se trata de una especulación lógica, apoyada por ensayos de laboratorio con voluntarios en los que se demuestra una propiedad conocida como *empatía*, que hace que nos identifiquemos con los estados emocionales ajenos y que, se comprueba, es extensible a la observación del dolor de un allegado.

La imitación, al igual que los genes, no determina por sí sola la migraña. Es un factor más que influye en grado variable en cada caso. La visión de hechos negativos, próximos y ajenos, facilita el miedo a que puedan afectarnos en el futuro.

—Puede que lo que me cuenta sea verdad. Parece lógico. ¿Qué era lo otro que me ha dicho?

—¿Los memes?

—Eso.

—Bueno, lo de los memes es pura especulación y probablemente se trate del mismo efecto que el de las neuronas espejo. No los podemos detectar ni medir. El término lo inventó un biólogo-zoólogo británico, Richard Dawkins, famoso por un libro titulado *El gen egoísta*. En él propone el término *mem* como un equivalente al de *gen*, tratando de señalar que, en nuestra especie —y en otras—, se transmiten elementos culturales, básicamente por imitación. El *mem* sería un producto cultural concreto —ideas, modas, canciones, conductas...) que se difunde fácilmente por su propia capacidad de hacerlo. Los memes son productos culturales de éxito.

Exitoso, por supuesto, no equivale a verdadero. Los contenidos de los memes no se difunden por su carga de verdad, sino por su conveniencia —al menos aparente—. Por ejemplo, hay un mem exitoso en la afirmación de que "el cerebro sólo aprovecha el 10% de su capacidad", lo cual es una afirmación gratuita, infundada y absurda, pero se difunde fácilmente. Tiene éxito. Lo mismo sucede con el piercing en la nariz, el ombligo o vaya a saber usted dónde. Su éxito sólo se explica por la incorregible tendencia humana a la imitación. Basta que se lo coloque David Beckham para que mucha gente le imite.

Las ideas y los comportamientos se parecen muchas veces a los piercings. Por supuesto, también basta con que lo digan o lo hagan súper profesionales de éxito, los llamados "pioneros" o especialistas "punteros", para que se mantenga la endemia... entre los neurólogos. Los memes de la migraña se difunden con extraordinaria facilidad entre ellos. Son terreno abonado para el éxito.

Algunos piensan que lo de los memes es, obviamente, una memez o que incluso sólo se trata de otro mem: "el mem de los memes". Sin embargo, constatando que poca gente ha oído hablar de ellos, todo hace indicar que se trata de un mem que ha fracasado y, por tanto, puede que sea un concepto válido. Ya sabe: lo exitoso no tiene por qué ser verdadero y viceversa.

Tanto las neuronas espejo como los memes facilitan el aprendizaje pasivo, fácil, sin esfuerzo. Todos los niños aprenden a hablar y a andar sin esfuerzo. Todos creen en los Reyes Magos o en Papá Noel —otro mem exitoso—. No hay que estudiar ni razonar para creérselo. Muchos niños aprenden, también sin esfuerzo, a tener migraña. No se tienen que concentrar y estudiar para ello. Su cerebro es el que trabaja. En cualquier momento empezará a producir efectos, sorprendiéndole un mal día con un extraño e inoportuno dolor sobre su cabeza. Se adquiere fácilmente migraña ya que es un aprendizaje pasivo. Librarse de ella, como de otras cuestiones erróneas, es más complicado. Hay que aprender activamente a hacerlo.

—Por lo que he podido captar de sus explicaciones, nuestros hijos aprenden a tener migraña en casa y los padres les ayudamos a hacer los deberes.

—Bueno, aprendemos en todas partes, pero se es más sensible en los primeros años a lo que sucede, se ve y se dice dentro del entorno cercano de la familia y los compañeros. No sé si sabrá, pero Harry Potter tiene frecuentes dolores de cabeza que, "probablemente" —según un sesudo estudio digno de mejor causa efectuado por neurólogos prestigiosos, alguno de los cuales formó parte del comité de expertos nombrados por la OMS para diseñar una estrategia de "campaña global contra la migraña", publicado en la revista estrella del tema: *Headache*— cumplen los criterios oficiales de la clasificación internacional de dolores de cabeza para ser catalogados como migrañas. El desencadenante, en este caso, es la presencia del malvado Lord Voldemort. No quiero ni pensar en la influencia perniciosa que la imitación puede producir en la aparición de dolor de cabeza entre los lectores infantiles. En fin, *cosas veredes amigo Sancho...* Sigamos.

En todo caso, los conceptos habituales y tópicos sobre migraña —genes, estrés, fármacos... — no lo construyen los padres, hermanos y amigos, sino los expertos. No debemos culpar al mensajero. La genética de nuestra especie hace que copiemos y, por tanto, nos afecte lo que existe a nuestro alrededor, es decir, la cultura en la que estamos sumergidos. Esta propiedad de los seres humanos tiene sus inconvenientes, claro está, pues no todos los contenidos de esa cultura son adecuados. Recibimos moléculas del genoma e ideas de los expertos —a través de los padres, entre otros—.

—¿Eso explica que los más "cultos" y crédulos en doctrina oficial migrañosa, o sea, los neurólogos, los predicadores, tengan más probabilidad de sufrir sus efectos? ¿Tienen cerebros más miedosos —al menos en lo que se refiere a la cabeza— porque creen más en lo que nos predican? ¿Contagian ellos a los pacientes? ¿Insinúa que los psiquiatras también lo hacen...?

—Bueno, el término "contagio" se refiere al terreno de las infecciones. Para el tema que nos ocupa me parece excesivo. ¡No sea usted malvada! Sin embargo, es un hecho, en mi opinión, de trascendental importancia, que los profesionales, a través de la información, contribuimos a generar sufrimiento o a aliviarlo.

Una paciente que trabajaba como secretaria en un servicio de neurología me contó que cuando comenzó a trabajar allí, tenía ya algunas migrañas, pero con los años de convivencia con los neurólogos "aprendió" a tenerlas como Dios y/o los neurólogos mandan. Es decir, aumentaron en frecuencia, intensidad y persistencia y se precedían de "auras" —ya le explicaré este concepto más adelante—. Se había metido, sin darse cuenta, en la boca del lobo. Al desvelarle el misterio —adquirir conocimiento sobre su génesis real— mejoró sensiblemente.

Más conocimiento sobre la biología del dolor y menos cultura oficial = menos pastillas y menos migrañas.

David Butler y Lorimer Moseley, dos, a mi juicio, excelentes investigadores y divulgadores de la biología del dolor, proponen una receta altamente recomendable:

Know pain, no pain —conocimiento sobre dolor, menos dolor—.

—Parece increíble. ¿Quiere decir que las palabras generan y eliminan el dolor?

—¡Bingo! Así como hay prácticas de riesgo que aumentan la probabilidad de adquirir el SIDA existen "teorías de riesgo" que aumentan la probabilidad de sufrir migraña y otros padecimientos —por ejemplo, *fibromialgia*—. El conocimiento sobre la biología del dolor es un excelente y necesario preservativo frente a contagios indeseables.

¡Adquiéralo!

10 *Know pain, no pain*

Más conocimiento, menos dolor

El neurólogo le muestra un libro: *Explain pain* —el dolor, explicado-. Está en inglés. Convierte el famoso slogan: *No pain, no gain* —sin dolor, no avanzamos—, el que promovía el esfuerzo, la superación de la adversidad como condición necesaria para progresar, equivalente a "la letra con sangre entra", en el más civilizado de *Know pain, no pain*, que, si me permite, propongo yo mismo. Hay cuestiones que se pueden solucionar con el conocimiento, sin desdeñar la importancia del curtido en la aceptación y superación del sufrimiento. Le traduce algunas frases subrayadas: *todas las experiencias de dolor son una respuesta normal a lo que su cerebro interpreta como una amenaza. Las ideas-virus son muy comunes. Las ideas y creencias generan también impulsos nerviosos.* La paciente reniega, una vez más, de haber elegido francés como segundo idioma en el bachillerato...

—No sé inglés. ¿No existe una traducción al castellano?

—Desgraciadamente, no. Los conceptos que desarrolla son exactamente los que utilizo en la consulta. Eso quiere decir que hemos bebido en las mismas fuentes. Es lógico que lleguemos a las mismas conclusiones. También estamos contagiados, pero digamos que las ideas que hemos captado o que nos han captado a nosotros, son beneficiosas en la medida que tranquilizan a un cerebro asustadizo y desorientado. Al menos, estamos convencidos de ello. Estas ideas no tienen publicidad y no le resultará fácil encontrarlas en Internet. Los libros de autoayuda y divulgación sobre dolor contienen los conceptos tópicos que estamos intentando criticar aquí y no recogen lo sustancial sobre el proceso real de su construcción. En realidad, se dedican a difundir ideas que, a hurtadillas, facilitan las crisis. *Desconfíe, en este tema, de los libros que le cuentan cosas que le suenan.*

David Butler y Lorimer Moseley confiesan su desesperación por no conseguir trasladar sus convicciones a todos los pacientes. Saben que el éxito en la batalla contra el dolor irracional, es decir, el que no está producido por una lesión o enfermedad activa, reside en la educación, en la reconceptualización del problema. Se dedican especialmente al dolor "de columna", colaborando activamente con otros investigadores en un instituto de neuro-ortopedia australiano. Su "terapia" consiste en dar clases individuales o colectivas a los pacientes. Les explican cuestiones básicas sobre neuronas. Saben que *el lumbago tiene que ver más con lo que el cerebro opina sobre la columna que con su estado real.* No son de los que se despachan tranquilamente el tema del dolor "de espalda" diciendo que el pasar a caminar sobre dos pies —un hecho que sucedió hace la friolera de 5 millones de años— nos ha pasado la factura del dolor por sobrecarga. Esto se dice habitualmente como una verdad por sí misma, sin ningún fundamento. De ser cierto, habría que aplicar el mismo argumento a la liberación de manos, codos, hombros y columna cervical a los que la posición bípeda les aligera la carga.

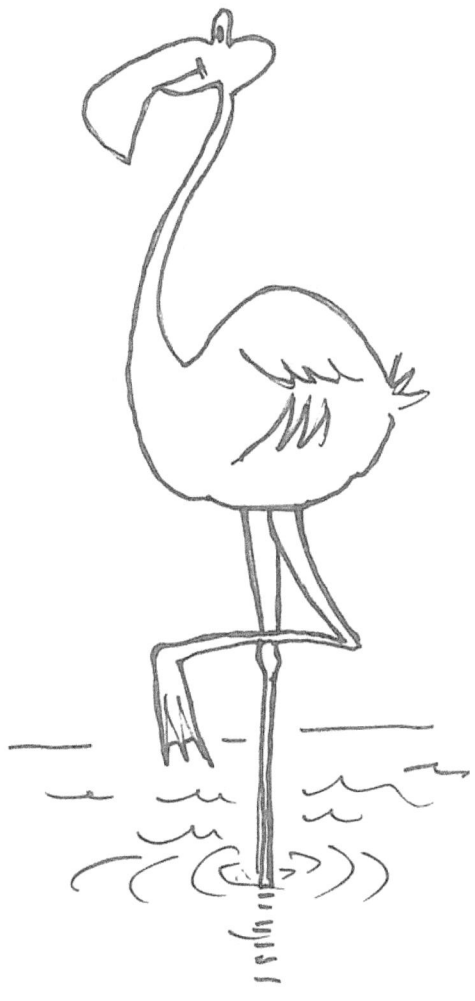

Sin embargo, no es así: con frecuencia, duelen. ¿Qué sería de las zancudas que cargan el cuerpo sobre dos estilizadas patas... o ¡incluso sólo una!? ¿Qué me dice de las patas de las avestruces o de las "cervicales" de las jirafas? Además, la posición habitual de nuestra especie, en los tiempos actuales, es la de sentado.

Estos investigadores australianos actúan más como profesores que como médicos y convierten a sus pacientes en alumnos. Es lo que intento hacer yo también en esta consulta. Explico cuestiones básicas sobre la biología del dolor y los pacientes, perdón, los alumnos, intentan asimilarlas.

En muchas enfermedades es fundamental el aprendizaje sobre la propia enfermedad. Los diabéticos, por ejemplo, estudian conceptos fundamentales para su supervivencia como "insulina", "calorías", "hidratos de carbono", "grasas", "proteínas"... En la migraña no sólo es conveniente estudiar, sino imprescindible, necesario. El problema es el de decidirse por las creencias, por los libros de texto. Yo le cuento unas cosas y los neurólogos "oficiales" le cuentan otras.

—¿Por qué no he oído todo esto antes de venir a esta consulta? ¿Dónde lo ha aprendido usted?

—Los conceptos sobre migraña aprendidos y posteriormente utilizados por los neurólogos oficiales se adquieren en las aulas de las Universidades y revistas de neurología. Sólo hablan de genes, moléculas y "estilos de vida". La imperiosa necesidad de los pacientes por solucionar fácil y eficazmente las crisis de dolor hace que los neurólogos crean sin resistencia aquellas doctrinas que prometen soluciones. Es lo que el premio Nobel Jacques Monod llama la *verdad operativa*. Es una "verdad" que no tiene que ser necesariamente verdadera. Se acepta porque la necesitamos para actuar. Eso facilita la labor de cada día al neurólogo: "Tiene usted migraña... son los genes... evite el estrés... va a tomar esta medicación... deje el tabaco, el café y el alcohol... no duerma mucho ni poco... haga deporte... la dieta mediterránea...".

Tanto los profesionales como los pacientes están instruidos para pensar que cualquier acción eficaz sobre el organismo tiene que ser necesariamente una acción química. El éxito de los fármacos en otras enfermedades, por ejemplo, las infecciosas, ha desarrollado una fe ilimitada en su poder en cualquier tipo de problemas. Con fármacos podemos combatir todo y sin fármacos nada. Es un dogma moderno, falso, por supuesto.

Existe, por otra parte, una dependencia excesiva de la información médica de los fondos facilitados por la industria farmacéutica para la investigación. Con regularidad, los visitadores de los laboratorios facilitan gratuitamente doctrina oficial y patrocinan la celebración de congresos donde se propaga esta misma doctrina. En las aulas de las Facultades de Medicina también se imparten las mismas teorías sobre origen y remedios. Es un círculo cerrado. Lógica, legítima y afortunadamente para todos nosotros, los laboratorios dedican sus fondos a la investigación de nuevas moléculas, pero descuidan otro tipo de planteamientos.

Los conceptos que explico en la consulta provienen de la neurobiología, de la neurociencia. No van enfocados a encontrar directamente soluciones farmacológicas, sino a desvelar los secretos del funcionamiento del organismo. Los resultados de la investigación sobre el papel del cerebro en la construcción del dolor aparecen en revistas que leen investigadores, científicos y neurólogos interesados en conocer el complejo mundo del trabajo cotidiano del cerebro *normal* y no acaban de interesar a aquellos más preocupados por "solucionar" eficazmente el dolor sin hacerse demasiadas preguntas. Van a lo "práctico".

Existe además el problema de la división del estudio de lo que hacen las neuronas entre neurólogos, psicólogos y psiquiatras —en riguroso orden alfabético—. Los psicólogos se interesan poco por las moléculas y neurólogos y psiquiatras demasiado. En mi opinión, la migraña contiene todo los elementos de una fobia hacia *algo*, hacia un suceso potencial en la cabeza. Como los neurólogos no se interesan por los temas "de psicólogos y psiquiatras —de los de antes—" no ven la realidad desde ángulos que pueden ser realmente interesantes y útiles para solucionar el problema. Coinciden con los pacientes quienes, también, desean "soluciones" fáciles, a mano, y no aburridos discursos.

—La veo pensativa... ¿se ha sentido aludida? ¿Le convence lo que le estoy explicando?

—Le escucho. No me aburre. No se preocupe, pero... esto me huele a que no voy a tener solución. ¿Palabras en vez de fármacos? ¿Yo sola, sin ayuda de nada? Es como si me propusiera una operación sin anestesia... no me considero capacitada. No soy como esos gurús de la India que se echan la siesta en un colchón de clavos.

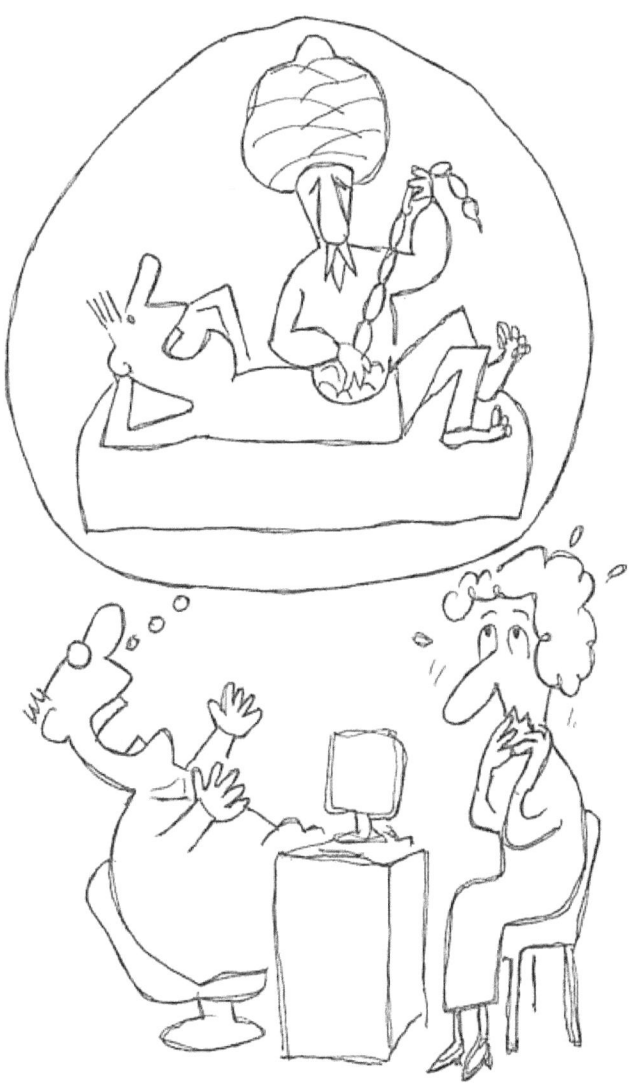

—Tenga cuidado con los ejemplos… En una crisis migrañosa no existe el equivalente al colchón de clavos ni la operación sin anestesia. Tampoco hay que dotarse de superpoderes mentales. Simplemente debe deshacerse de mala información. Las setas que tiene en el plato y que quiere y debe comer no son venenosas. No se va a caer ni a tirar desde el balcón, la araña no es venenosa. No se necesitan superpoderes mentales para controlar los miedos irracionales, sino convicción.

—No es tan fácil.

—Es frecuente que los alumnos muestren cara de preocupación al principio. Les pilla de sorpresa lo que oyen. Intente ser una persona curiosa. Olvídese de la solución al dolor y busque la solución a la mala información. ¿Recuerda que hablamos de los organismos que genéticamente son denominados como *evitadores de daño*? Es un modo de ser que facilita la creencia en doctrinas alarmistas y soluciones mágicas como la oficial de los neurólogos actuales, la misma que les provoca migraña fácilmente. Le recomiendo que adopte para esta cuestión el modelo de *buscadora de novedad*. A veces cuando las cosas nos van mal debemos explorar, salirnos del marco en el que nos movemos.

Los pacientes buscan *medicinas alternativas*, pero están cortadas habitualmente por el mismo patrón. En vez de culpar a los genes y estilo de vida, como hacen los neurólogos, "los alternativos" lo hacen a otros componentes —alimentación, articulación mandibular, dentadura, estrés, campos electromagnéticos, columna cervical, contracturas, energías negativas... — pero, en definitiva, le culparán siempre a usted o al entorno en el que vive. Todos le incitarán a conductas fóbicas respecto a cualquier componente interno o externo y pasarán por alto la cultura como factor fundamental. Desconfíe sobre todo cuando después de alertarle e inculparle le ofrezcan una terapia. Es una vieja receta: inyectar temor en la palabra y ofrecer soluciones en mano.

Recientemente oí una entrevista en la radio a Francisco Ayala, prestigioso y exiliado biólogo evolucionista español. Pillé sólo el final de la entrevista, pero se lamentaba del analfabetismo actual sobre biología. La entrevistadora era Julia Otero, de Onda Cero. La periodista reconoció honestamente la más que probable contribución de los medios de comunicación a ese analfabetismo. Tras ese loable ejercicio de autocrítica surgió un corte publicitario con Jimmy Giménez Arnau recomendando un producto mágico que restaura organismos exhaustos de forma milagrosa. Un sólido argumento de autoridad biológica: "¡palabra de Jimmy Giménez Arnau!" protegía la veracidad de lo anunciado.

No repuesto aún del impactante anuncio, escuché, a renglón seguido, otro panfleto sanitario bastante extenso en el que se presentaban las virtudes de un producto que "elimina líquidos *retenidos* (¿?) en el organismo". "habrá observado que hay días en los que su cuerpo aumenta de volumen. Cree que ha aumentado el peso, pero la báscula le muestra su peso habitual. ¡Claro! ¡No ha ganado usted kilos, sino litros"! ¿? ¡Que algún físico me lo explique!

Rechace terapias-milagro: productos para tener memoria de elefante, vientres planos, mejorar la visión, "regular" metabolismos... y haga preguntas. Muchas preguntas. Buenas y embarazosas preguntas... A poder ser, preguntas sobre el organismo, sus componentes, sus circuitos. Pregunte sobre cerebro y no se conforme con el tópico de que "no se sabe nada". Cuando Sócrates dijo aquello de "sólo sé que no sé nada" quería resaltar lo mucho que nos queda por aprender, no que lo que sabemos no ocupe lugar, como dice otra extraña afirmación. El conocimiento, el desconocimiento, las falacias y los mitos ocupan todos un determinado lugar en el cerebro, para nuestra suerte y para nuestra desgracia. El problema es que no respetamos lo que se sabe. *Preferimos construir la "verdad" a nuestra medida en lugar de aceptar los hechos.* Abrimos inconscientemente la puerta a la "ciencia basura", omnipresente en el tema de la salud, tanto en las doctrinas y prácticas alternativas como también, en ocasiones, en las oficiales.

Por ejemplo: ¿ha oído hablar del sentido del daño? A propósito, ¿cuántos sentidos tenemos?

11 El sentido del daño

… Al saber que existen investigadores sobre cerebro y dolor en universidades británicas y australianas que dicen lo mismo que este neurólogo, la paciente recupera algo de confianza y se interesa más en la conversación, aunque no puede librarse de cierto recelo. Decide adoptar una actitud más de alumna, reconocer su ignorancia, avivar su curiosidad y, por un momento, olvidarse de "la solución". Si el saber ocupa lugar, su cerebro está repleto de información, pero, por lo que dice este doctor, no es la adecuada. Debe hacer sitio para este novedoso conocimiento y para ello debe desprenderse de sus convicciones. Evidentemente, no ha oído hablar del sentido del daño. Otra novedad...

—Lo del sentido del daño no lo he oído nunca y supongo que si le contesto que tenemos cinco sentidos va a decirme con cara de satisfacción que no es correcto, así que no le voy a complacer y dejo la respuesta en blanco... o, mejor aún: no sé cuantos sentidos tenemos, pero sé que no son cinco.

—Bueno, fue Aristóteles quien, en su tiempo, estableció el catálogo actual de los sentidos: los famosos "cinco sentidos": tacto, oído, vista, olfato y gusto. Consideraba que el dolor formaba parte de un *continuo* emocional que iba del dolor al placer y no lo incluyó como sentido. Aristóteles fue uno de los grandes sabios de la historia, un enciclopedista, interesado por todas las ramas del conocimiento, especialmente por la Zoología. Dedicó 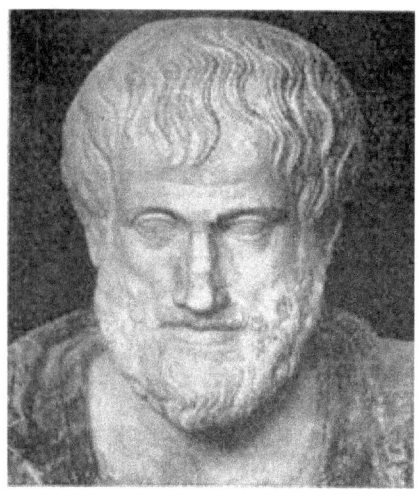 gran parte de su vida a observar de cerca los animales. Probablemente hacía también disecciones y analizaba su interior. Sin embargo, incurrió en un error imperdonable: confió demasiado en lo que decían otros y lo dio por bueno. Esto hizo que defendiera confiadamente, sin comprobar si era cierto, que, por ejemplo, las mujeres tenían menos piezas dentarias que los hombres. El gran sabio griego no anduvo muy fino en algunas de sus tesis biológicas. Pocas afirmaciones suyas sobre biología han aguantado el paso del tiempo, y la clasificación de los sentidos es una de ellas. Sorprendentemente, sigue viva, sosteniendo el edificio actual de las ideas sobre sensaciones y percepciones a pesar de que no hay ningún argumento que justifique mantenerla vigente.

—Ese *sentido del dolor* al que se refiere ¿es el "sexto sentido"? Vi una película de terror con ese título. ¿Sirve el sexto sentido para detectar cosas o seres que no captan nuestros cinco sentidos tradicionales? Como me está sugiriendo que la migraña es una pesadilla cerebral ¿quiere decir que los migrañosos tenemos un *sentido especial del dolor, algo* que nos permite captar "fantasmas" mentales, imaginar dolores que acaban haciéndose reales? Le aseguro que mis dolores no son imaginarios ni mi cabeza está poblada de fantasmas. Simplemente me duele.

—No existe el "sentido del dolor". Yo no he utilizado ese término, sino el de *sentido del daño*. Más adelante le hablaré de la diferencia entre dolor y daño. Debe distinguirlos claramente. Es fundamental.

Bueno, seguimos. Ya le he presentado a Vilayanur Ramachandran. Ha escrito un libro muy famoso: *Fantasmas en la mente*. Se refiere en él a los dolores que sufren los pacientes con amputaciones. El dolor se proyecta sobre la zona del espacio que debería ocupar el miembro amputado. Se conoce como "dolor de miembro fantasma". Realmente, *no hace falta tener una pierna para sentir dolor en ella. Tampoco hace falta que se dañe una zona para que el cerebro construya el dolor.* Es evidente que en el espacio vacío que ocupaba antiguamente la pierna amputada no sucede nada, pero la extraordinaria capacidad del cerebro humano para imaginar la realidad puede crearnos a veces problemas extraños, fantasmagóricos.

MIGRAÑA

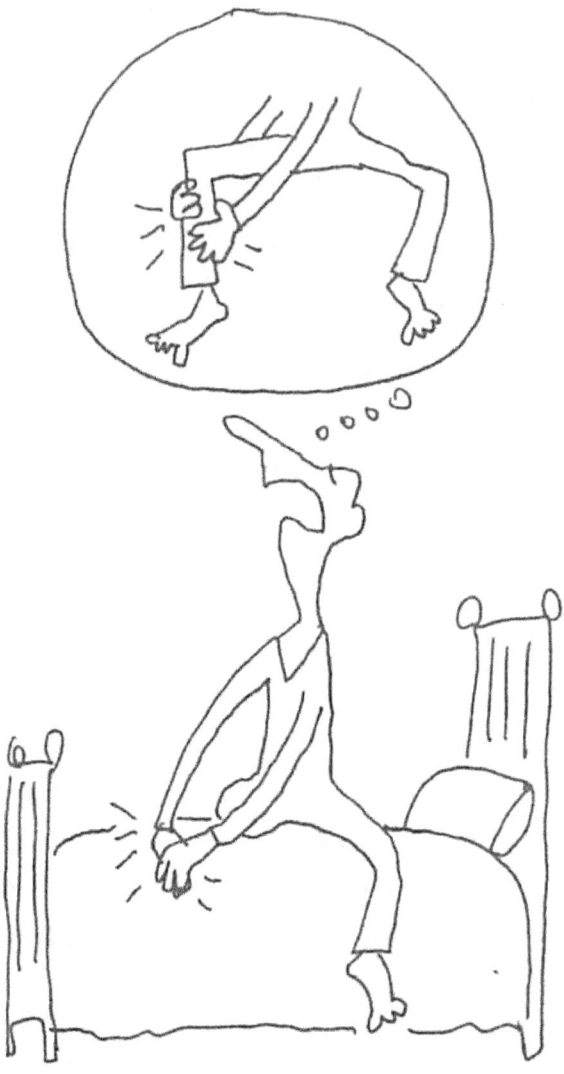

Si pudiera cortarse la cabeza respetando, claro está, su interior, en el curso de una crisis insoportable de migraña, como a veces habrá pensado, la cabeza seguiría doliéndole; tendría "dolor de cabeza fantasma". El dolor "fantasma" se ha descrito no sólo en miembros amputados, sino también en dientes, mamas e, incluso, órganos internos, como el apéndice.

El "sexto sentido" se refiere, de forma confusa, a que disponemos de más información que la que nos facilitan los famosos y clásicos "cinco". Tampoco es cierto que tengamos seis sentidos en lugar de cinco. No tiene sentido contar cuántos sentidos tenemos. La pregunta, en realidad, es absurda. Lo importante es saber cómo detecta y predice el organismo lo que está sucediendo y/o puede suceder. Disponemos tanto del *sentido del daño*, que se refiere a la capacidad de detectar la agresión ya consumada o inminente a nuestras células, y del *sentido de lo peligroso*, de lo potencialmente dañino, facultad que nos permite detectar anticipadamente aquellos agentes y estados que nos pueden causar problemas. Son dos sentidos, dos capacidades distintas. Uno analiza el presente —certezas— y, el otro, el futuro —incertidumbres, predicciones—.

El sentido del daño no tiene nada de esotérico ni de fantasmal: nos faculta para detectar aquello que pone en peligro la integridad de nuestras células y tejidos: cosas tangibles como quemaduras, desgarros, gérmenes, corrosiones, etc. Al igual que el sentido de la luz dispone de sensores —fotorreceptores— en la retina, capaces de detectar los fotones que la integran, el sentido del daño dispone de unos receptores diseminados por cada rincón del organismo, capaces de detectar específicamente lo que puede dañarnos: estados peligrosos de energía térmica, mecánica o química, incompatibles con la vida.

Cada especie es vulnerable a agentes y estados diferentes y teme eventualidades distintas. Por ello, distribuye sus detectores de daño y construye sus temores en función de su vulnerabilidad. Una tortuga no teme los golpes en su coraza y los osos polares no tiritan de frío ni se congelan. El cráneo es como la coraza de la tortuga. El cerebro está bien protegido en su interior. El que aparezca dolor de cabeza tiene la misma lógica que a las tortugas les duela la "espalda", es decir, el caparazón.

—¿A qué tenemos miedo los humanos?

—*La cultura ha construido una red muy densa y confusa de miedos infundados.* Tememos lo tangible y lo intangible. Nuestros sensores de daño detectan sólo lo que está a su alcance —temperaturas, estiramientos, compresiones, ácidos...— y el peligro no detectable es estudiado y considerado por los expertos en conocimiento de lo peligroso. Una vez que construyen sus hipótesis sobre lo peligroso nos transmiten sus hallazgos y recomendaciones. Por ejemplo, los *priones* —proteínas causantes del mal de las vacas locas— no son detectables por las células vigilantes del *sistema de defensa*, por el sentido del daño, por lo que el organismo nos permite disfrutar de una suculenta chuleta sin ningún reparo... hasta que aparece la información: ¡carne = peligro! A partir de ese momento nuestro organismo ya no nos consiente, en muchos casos, la relación confiada y satisfactoria con la chuleta.

Nuestros miedos no provienen de los sensores del sentido del daño, sino de los *sensores culturales* del sentido del peligro. Cuando, por ejemplo, los ciudadanos se golpean accidentalmente la cabeza deberían prestarle la misma atención que las tortugas a los golpes de su caparazón —dentro de ciertos límites, claro está; porque las tortugas pueden tener fractura de caparazón con lesiones en su interior, peligrosas—; sin embargo, tienden a imaginar todo tipo de lesiones internas. Existe el mito —mem— de que los golpes en la cabeza son muy peligrosos de por vida y que, en cualquier momento pueden traer consecuencias. Esto es verdad para las primeras horas después del golpe, pero va dejando de serlo a medida que pasa el tiempo y sigue uno vivo. El dolor persistente de cabeza después de un traumatismo indica que el cerebro desconfía de la reparación de la lesión, del daño. La cultura del miedo a los golpes de cabeza, a las consecuencias, genera y mantiene el dolor.

Es importante además distinguir entre aquello que objetivamente nos daña, nos destruye, de forma violenta e inmediata, como altas temperaturas, golpes, desgarros y compresiones, gérmenes, venenos, etc., de aquello que nos puede resultar perjudicial a largo plazo. El tabaco es claramente perjudicial para el organismo. Sin embargo, no destruye violenta e inmediatamente nada cuando lo aspiran y aspirábamos, estúpida y ávidamente, los fumadores y ex fumadores como yo. Con los primeros pinitos de aspirar humo tóxico, impulsados por nuestros instintos de sobreimitación, el organismo captaba cierta inconveniencia e irremediablemente nos mareábamos o incluso acabábamos vomitando. El cerebro biológico se defendía de la agresión y, a través del sentido del daño, nos hacía saber que la acción podía ser inadecuada y nociva. A pesar de ello, nuestro cerebro social, presionado por la tendencia ancestral y poderosa de la sobreimitación —neuronas espejo, memes— nos incitaba a seguir con las prácticas de ser unos "hombres", como la cultura manda. Con los sucesivos ensayos, el humo dejaba de generar malestar y lo que nos creaba desasosiego era el no aspirarlo. Éramos adictos al tabaco. Nuestro cerebro biológico acababa convirtiéndose en un aliado dócil y servil de la cultura y en un estúpido enemigo nuestro.

El cerebro biológico de un recién nacido sabe nadar, no le teme al agua, pero se socializa rápidamente, adquiere el temor cultural al ahogamiento y luego hay que llevar al niño a esos insoportables cursillos de natación, para quitarle el miedo al agua. Con la migraña y los analgésicos sucede algo similar.

—Lo del tabaco no es lo mismo. Yo también he sido fumadora y lo dejé. No sé bien a dónde quiere ir a parar, pero creo que el ejemplo no es válido. No es lo mismo tener dolor y tomar analgésicos que tener ganas de fumar y encender un pitillo. No es lo mismo dejar de fumar que dejar de tener migrañas.

—Bueno, no esté tan segura de que sean cosas distintas. Se me ha escapado precipitadamente la comparación entre tabaco y analgésicos. Dejamos las aclaraciones para más adelante cuando hablemos del *Sistema de recompensa*. Lo que quería transmitirle ahora es la idea de que existen cosas que nos dañan inmediata y violentamente y otras lo hacen de forma lenta y progresiva, generalmente silenciosa... hasta que se producen consecuencias en general ruidosas. El dolor debería estar asociado sólo a aquello que nos destruye de forma violenta e inopinada, *la muerte desde fuera* que dice Jesús Mosterín, un sabio nuestro muy interesante, y no debería activarse cuando el organismo detecta cualquier situación que pudiera generar problemas en un futuro lejano.

El sistema de seguridad de un banco está para detectar y alertar sobre sucesos actuales, violentos, es decir, robos, no para alertar de peligros sobre el estado de cuentas de la entidad o de la degradación de las paredes del edificio con el paso del tiempo. Si el dolor se convierte en un avisador de que *algo* —cualquier cosa, material o inmaterial— podría ser perjudicial para la cabeza, estaríamos listos. Con un sistema similar nuestras casas se convertirían en edificios inhabitables, con los sistemas de seguridad haciendo sonar de forma absurda y reiterada las alarmas, simplemente para recordarnos que son vulnerables y degradables. El sol no destruye las casas al incidir sobre las paredes. Las "paredes" del cerebro, es decir, el cráneo, son aislantes mucho mejores que los de cualquier pared de una casa inteligente moderna. No debería activarse, por tanto, el programa de alerta cuando se calienta un poco la piel al pasear por la orilla del mar en un luminoso día de verano. Evidentemente, tampoco la casa se incendia con las discusiones de los vecinos: "la cosa está que arde" no es lo mismo que "la casa está ardiendo". Sin embargo, muchas pacientes tienen migraña —se activa la alarma de incendios de "la casa"— cuando hace sol o discuten. Eso les obliga a llevar el velo superior occidental o a "pasar de los problemas". A propósito, Aristóteles defendía la tesis de que la función del cerebro era la de refrigerar el organismo, calentado por la incesante actividad mental del corazón, la sede —según él— del pensamiento. Corazón caliente... mente fría...

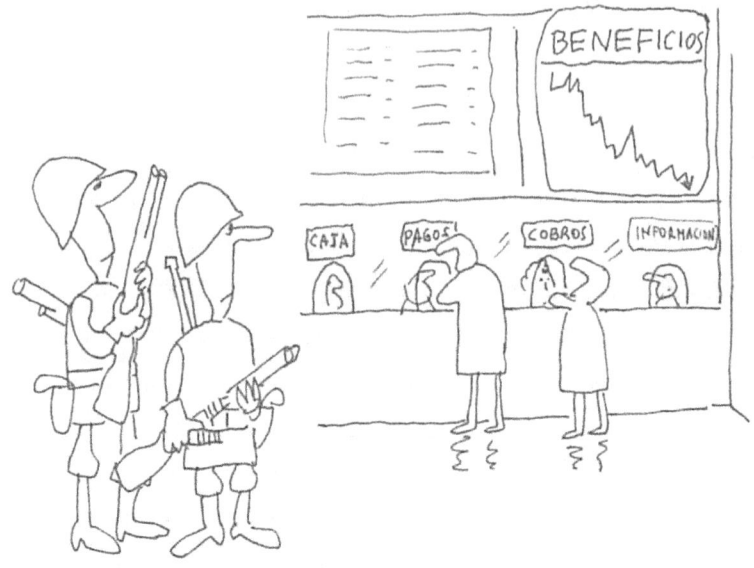

—No puedo evitar estar de acuerdo, en parte, con el pobre Aristóteles. Pienso que no es tan descabellado aceptar que las emociones repercuten sobre la cabeza, la "calientan" y, que, debemos hacer *algo* para enfriarlas. Entiendo que ese *algo* consista en utilizar la razón, el análisis frío. En el fondo creo que usted también está de acuerdo con Aristóteles. Me está sugiriendo constantemente que enfríe con mi mente las calenturas del organismo.

—Existe un cerebro emocional que nos plantea las preocupaciones desde el ángulo del organismo. Es un cerebro impulsivo, excesivo, demasiado precipitado. Toma decisiones sin esperar a las conclusiones del cerebro racional. El cerebro emocional se ha seleccionado para evitar rápidamente lo peligroso. Un segundo es para la supervivencia, un tiempo excesivo. El cerebro emocional responde en cuestión de pocos milisegundos. Una vez a salvo, entra en acción el cerebro racional que se dedica a rumiar el suceso para sacar conclusiones de cara al futuro con más o menos frialdad.

En la migraña el problema surge del hecho, absolutamente irracional, de que el cerebro racional, es decir, el cerebro cultural, el que supuestamente tiene que enfriar los excesos del emocional, se dedica a calentarlo. La información oficial sobre migraña calienta la cabeza, anima y extiende las bajas pasiones del miedo biológico, el de las serpientes, arañas, fuego y precipicios. También tenemos un miedo biológico a las enfermedades, como es natural. *Los primates tenemos unos módulos extra cerebrales que se encargan de mantenernos alerta sobre lo que sucede en el interior.*

Los miedos biológicos pueden ser sosegados o atizados a través del aprendizaje. Me temo que una revisión somera de las doctrinas oficiales mostraría claramente un tono de alarmismo, de potenciación del miedo inicial.

Ahora está de moda la "inteligencia emocional": "deje que hable su corazón"... Todo eso está muy bien para determinadas situaciones, pero le aconsejo que trate de conseguir también la "emoción inteligente". En el caso que nos ocupa es clave sustituir la inteligencia emocional por la emoción inteligente. Aristóteles no tenía razón y, usted tampoco.

—¡Caray, cómo se pone usted, doctor! Le veo emocionado. Enfríe un poco su mente...

—Lo siento, pero soy muy sensible a los tópicos de los libros de éxito. Sigamos: todo lo que forma parte de la cultura nos parece creíble, racional. A los niños no les sorprende que los Reyes

Magos les traigan juguetes —aunque a veces sí les crea cierta confusión el que les traigan una camiseta y cuadernos cuando ellos habían pedido "la PlayStation"—. Ello indica que la cultura tiene un poder de impregnación cerebral muy poderoso. Si usted tiene dolor al recibir el impacto de luz a través de los ojos es que su cerebro emocional, asesorado —calentado— por su colega racional, considera que debe evitar la luz y ¿qué mejor que ponerse unas gafas de sol? Recuerde que la policía sanitaria interna puede multarle si está vigente la absurda ley de que en su organismo debe evitarse la exposición a la luz solar.

—Le entiendo. Procuraré que mi cerebro racional tenga razones de peso para enfriar el emocional.

—Eso suena bien.

Volvamos al sentido del daño. El organismo, como le he dicho, está sembrado de sensores electrónicos de muchas clases que detectan aquellos estímulos que destruyen de forma violenta las células de la zona de impacto. Disponemos, por ejemplo, de sensores para detectar altas y bajas temperaturas, similares a los que pueda disponer su piso —termostatos— para proceder a encender la calefacción si la temperatura baja por debajo de, por ejemplo, 20 grados y volver a apagarla en el momento en que los recupera. Otros sensores responden cuando son estirados con una cierta brusquedad o comprimidos con un cierto peso. Finalmente hay otro grupo que detecta moléculas corrosivas como ácidos o cáusticos. Todos estos sensores o receptores de nocividad, están incrustados en la membrana de neuronas dedicadas específicamente a detectar esa condición nociva, bien sea una temperatura extrema o algo que comprime, desgarra o corroe los tejidos.

Al detectar el agente nocivo, el sensor produce una pequeña señal eléctrica que es la que intenta llegar hasta el cerebro. Si su pie ha tenido la mala fortuna de torcerse con suficiente violencia como para desgarrar un ligamento, los sensores de daño de las terminales del nervio que vigila y protege su ligamento detectan el estímulo y generan la correspondiente señal eléctrica que se propaga, con éxito variable, por la membrana de la neurona a lo largo del circuito que lleva a diversas zonas del sistema nervioso.

Las señales recorren caminos estrictamente marcados cuyos puntos de llegada son los centros cerebrales que acaban construyendo la compleja percepción de dolor, la cual no sólo incluye la sensación en sí misma, sino también un grado variable de sufrimiento y una serie de adaptaciones en su conducta.

Tal como recalcan David Butler y Lorimer Moseley en su libro, *las señales que se generan en la zona dañada no son señales de dolor, sino sólo de peligro o consumación de daño*. El dolor no se construye en su tobillo, sino en las estaciones terminales cerebrales, que es donde se produce la valoración, el significado de los mensajes que traen las susodichas señales. La magia cerebral consigue proyectar la sensación dolorosa sobre el tobillo y así usted sabe que el daño se ha generado allí. En definitiva, todos los dolores, tanto el de cabeza como el de los pies, se producen en el cerebro.

—¿O sea que los dolores pueden ser psicológicos? ¿Mis migrañas son psicológicas? Me lo estaba temiendo. Sabía que, después de este discurso, iba a acabar diciendo lo mismo que los demás. ¡No lo creo! Hay veces incluso que me despierto ya con el dolor. No puedo estar pensando en nada si estoy dormida.

—Bueno, yo también suelo temer que el alumno interprete que "todo este discurso" quiere decir que el dolor es "psicológico". Eso quiere decir que no está entendiendo correctamente las explicaciones o que su cerebro se resiste a aceptar los conceptos y le sugiere, como un mal amigo, argumentos para que no lo crea. Es como si el cerebro no quisiera aceptar que ha sido él el culpable. Esa respuesta en un examen le supondría el suspenso. ¡No existe el famoso y odioso "dolor psicológico"! ¡El dolor es dolor y punto! Por definición se refiere a un hecho físico, pero pertenece al mundo de lo que percibimos. El frío, calor, mareo, hambre, sed, cansancio... son percepciones físicas y se refieren a hechos físicos como la temperatura, alimentación, hidratación, equilibrio, reposición de energía etc. Ahora bien, *no todo lo que percibimos corresponde a lo que realmente está pasando. Muchas veces lo que sentimos define lo que el cerebro considera como predicción o temor.* Esto es especialmente cierto en lo que se refiere al interior del organismo. El sentir sed, hambre o cansancio no quiere decir que su organismo necesita agua, alimento o reposo, sino que, simplemente, su organismo le impulsa a beber, comer o descansar. El sentir miedo en el balcón no quiere decir que vaya a suceder lo que se teme. Cuando usted duerme es porque el cerebro lo autoriza y aprueba. Dormir es una función importante para el organismo. El programa sueño incluye una eliminación del dolor y el programa "despertarse" incluye la posibilidad de hacerlo con cualquier sensación: hambre, sed, frío, calor, ganas de orinar o, por supuesto, dolor. Nadie piensa que se ha desnutrido mientras dormía porque se ha despertado con hambre canina.

—No acabo de entender la diferencia entre mi organismo y yo. La que tiene sed y hambre soy yo, pero parece que usted dice que es mi organismo. ¿A quién le duele la cabeza: a mí o a mi cerebro?

—Ha planteado una cuestión muy compleja que trae de cabeza a muchos filósofos y estudiosos de la mente. No tengo explicaciones satisfactorias para aclararle la cuestión. Antes de seguir con las explicaciones le contesto a su pregunta: evidentemente a quien le duele es a usted. El cerebro construye dolor, no lo padece. Su aparato digestivo no se "come" la comida que procesa.

Piense en términos prácticos: considere que las cosas suceden "como si" en su cabeza existiera "otra persona" que vela por mantener la integridad de nuestras células y tejidos e intenta que usted colabore haciendo —obedeciendo— lo que considera más oportuno. Los filósofos de la mente llaman a esa "otra persona" *el homúnculo* —el hombrecillo—. En realidad, usted está oscilando constantemente entre "usted" y "la otra persona", el hombrecillo. Puede valer el ejemplo de la función de los padres respecto a los hijos. Su cerebro sería una figura paternal que vela, angustiadamente, en todo momento por proteger su integridad. Usted, lógicamente, es la hija. Si su cerebro maternal quiere que coma, le activará el programa "hambre"; si quiere que beba, el programa sed, si quiere que descanse, el programa cansancio y si quiere que se aleje del balcón el programa mareo-pánico.

Si los padres reales dispusieran de un artilugio que, a través de un chip colocado en sus hijos —sin que ellos lo sepan, claro—, les produjera ganas de comer, beber o descansar, les mandarían a jugar con diversos programas que se activarían a determinadas horas para que los retoños se comportaran de forma "adecuada". El dolor también tiene el programa correspondiente y se activa cuando el cerebro considera que debe hacerlo porque teme que la cabeza corre peligro. El miedo del cerebro maternal puede ser razonable —se ha acercado demasiado a la chimenea y se ha quemado, la rosa tenía pinchos o se ha golpeado con una esquina— o absolutamente irracional —hacía sol, ha comido chocolate, se acerca la menstruación o tiene previsto ir de viaje—.

Una alumna mía, migrañosa, identificaba su cerebro con su madre y cada vez que se iniciaba el dolor hacía interiormente el comentario: "mamá, ¡no seas pesada!" y controlaba así la crisis. Otra imaginaba, para evitar el desarrollo de la crisis migrañosa, que, así como nos sugerían nuestros educadores religiosos de la infancia que teníamos un demonio que nos incitaba constantemente a las acciones deseadas, pero pecaminosas, y un ángel le llevaba la contraria sugiriéndonos evitar lo que el deseo nos presentaba, el cerebro —la otra persona, el hombrecillo emocional, asustado— le incitaba, con el dolor, a renunciar a sus planes, tomar el analgésico y recluirse en una habitación oscura, mientras que el ángel —control racional— le aconsejaba continuar y no desistir de los planes trazados.

—¿Quiere decir que basta con decir al cerebro que se tranquilice y nos deje en paz para que nos obedezca? ¿Quién obedece a quien: los hijos a los padres o a la inversa? No estoy tan segura de quién es el ángel y quién el demonio.

—Depende de las situaciones. A veces aquellos que nos previenen y cuidan tienen razón y otras no. El cerebro puede ser ángel o demonio. Si está demasiado cerca del fuego de la chimenea, el hombrecillo emocional, su otra persona, hace bien en ponerle el dolor sugiriéndole que se aparte. Si todo el barullo es porque hacía sol o ha comido chocolate está claro que tiene usted un problema con su ángel o demonio particular. Otra paciente representaba al cerebro como un enano deforme y pesado que le seguía a todas partes y no dejaba de crearle problemas. Si empezaba a dolerle la cabeza se encaraba con él y le culpaba de todo tipo de torpezas... Le puedo seguir contando ejemplos: las pacientes se imaginan a su cerebro de formas muy variables. Otra paciente se limitaba a hacer un gesto interno de desprecio, como si alguien le quisiera contar un bulo realmente increíble y ridículo...

Volviendo al tema del dolor psicológico..., al igual que usted tiene estados psicológicos —inquietud, desánimo, miedo, alegría... — su organismo — "la otra persona interior", el *homúnculo*— también los tiene.

El llamado dolor psicológico se refiere a situaciones de dolor que no se producen por una lesión física violenta —quemadura, desgarro, corrosión, infección—, sino por un temor de su cerebro a que algo suceda. Este temor es un estado psicológico de su organismo, pero el programa dolor que se pone en marcha es el mismo que se activa si se hubiera producido la lesión. La sirena de un sistema de seguridad suena igual cuando han entrado a robar o se ha producido una falsa alarma. Usted se limita a oírla y a hacerse preguntas lógicas sobre las posibles causas. Estaríamos hablando de un sistema de seguridad —el cerebro o el sistema inmune— que está constantemente valorando el peligro de "robo" y que no sólo le avisa cuando han entrado los ladrones, sino que lo hace también cuando "cree-teme" que pueden hacerlo inmediatamente. No es lo mismo: "te están robando" que "te pueden robar". Sin embargo, el cerebro utiliza el mismo mensaje para informarnos de las dos situaciones y eso, claro, produce confusión.

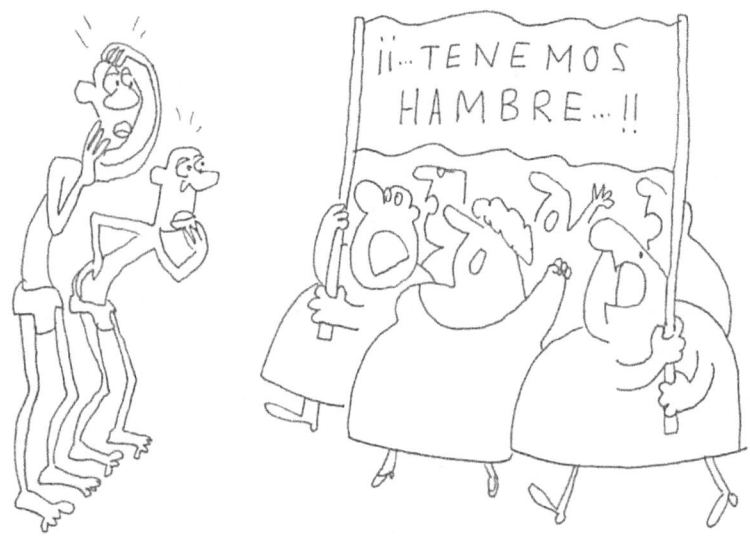

Las personas obesas sienten hambre, similar o —paradójicamente— superior a la que siente un náufrago al cabo de unos días sin probar bocado, pero no se asocia, evidentemente, a una necesidad biológica de comer. De forma absurda, el organismo se empeña en que se coma sin parar a pesar de los 100 kgs. de peso. El hambre de la obesidad es irracional y el dolor de la migraña, como el picor nasal de la alergia, también lo es. El hambre y la sed en nuestra sociedad llena de grifos y supermercados serían también psicológicas, según eso.

Después de esta aclaración puede seguir utilizando el término de dolor "psicológico", pero, le repito, no me gusta y, a la larga, sólo produce confusión. Sería igual de absurdo que considerar que existen tristezas "físicas" para referirse a tristezas inducidas por el temor pesimista a padecer una enfermedad o un accidente de tráfico. "Estoy triste porque temo caer enfermo o tener un accidente. Me han dicho que es una tristeza física". Casi... vamos a dejar este tema y seguimos con el sentido del daño. ¿Dónde estábamos?

—No tengo ni idea.

—Lo que me interesa es que conozca la electrónica del sentido del daño.

—No me asuste. Soy de Letras.

—No se preocupe. Si atiende y se relaja me entenderá. Las neuronas son máquinas sofisticadas. Su función es la de convertir variaciones del mundo que les rodea en pequeñas señales electrónicas. Como le iba diciendo, su membrana está sembrada de unas proteínas —receptores o sensores— que son las encargadas de hacer la conversión a señal. Los micrófonos hacen lo mismo: convierten un "sonido" en una señal electrónica que viaja por el cable hasta el amplificador. En una sola neurona se producen a cada momento multitud de minúsculas señales que recorren su membrana.

Imagine una cuenta corriente: entran —pocas— y salen —multitud— cantidades de dinero que son sumadas y restadas facilitando el saldo de la cuenta en tiempo real—a veces los números son rojos y, habitualmente, son cifras más bien grises—. Una neurona sería una tele-caja que hace todas las operaciones y le da el resultado global de entradas y salidas. Cada tele-caja pasa información de la operación a la sucursal y finalmente a la Central. Allí confluyen las operaciones de todos los ciudadanos en todas las tele-cajas de la ciudad. Usted sería la ciudad y el cerebro esa Agencia Central. Integra todas las operaciones. Tanto la tele-caja como las sucursales y la Central toman constantemente decisiones. Imagine ahora que solicita a su tele-caja una cantidad por encima del saldo actual —estamos a fin de mes y le han pasado inoportunamente el seguro del coche—. La pantalla le indicará amable pero decididamente que no puede acceder a su solicitud. ¡Números rojos!

El dolor es el equivalente a los números rojos de las células. Es la forma en que el Sistema, el Gran Hermano, el Cerebro, le comunica que ha superado o va a superar un límite. Ha inducido, o está a punto de hacerlo, un daño irreparable a su cuenta, es decir, a su célula. Sencillamente, con su acción la ha matado o la ha puesto en serio peligro. Ya no tiene usted dinero en la tele-caja. Tendrá que reponerlo. Hasta ese momento no se permitirán operaciones. La cuenta debe ser reparada. Imagine que, además, cada vez que introduce usted la tarjeta, la tele-caja le produce incluso una molesta corriente. No le permite gastar. Le penaliza con la descarga si intenta hacerlo.

El asesinato de su cuenta corriente, la muerte violenta de su célula se denomina **necrosis** o "mala muerte". Es un término importante. Necesitamos pasar página y dedicarle un capítulo.

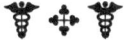

12 Las células en números rojos...

Necrosis

... La paciente, perdón, la "estudiante" de biología del dolor ha renunciado, por lo oído hasta el momento, a esperar una solución, *algo* para quitar el dolor y poder sacar adelante las tareas cotidianas. Sigue teniendo dudas de que haya sido una buena idea acudir a esa consulta, pero decide seguir atendiendo. Nunca se sabe. El neurólogo retoma con nuevos bríos las explicaciones...

—Le voy a explicar un tema trascendental para la vida: la muerte. Hay muchas formas de morirse y los organismos tratan de evitar la defunción descontrolada de sus células. Hay una muerte celular temida: la muerte de sopetón, violenta, sea criminal o accidental. Se denomina *necrosis*. La violencia del proceso genera un aumento incontrolable del tamaño de la célula, produciéndose finalmente la rotura de la membrana, con salida al exterior de productos altamente tóxicos que generan, a su vez, la muerte violenta de las células vecinas, lo que origina nuevo vertido tóxico y, así sucesivamente, hasta la muerte en cadena de todas y cada una de las células del organismo.

La integridad de la membrana es necesaria para la supervivencia. Podemos vivir sin núcleo —los hematíes, las células "rojas" de la sangre sobreviven muchos días sin núcleo—, pero cualquier lesión de la membrana pone en un serio aprieto no sólo a la propia célula, sino a las vecinas. Los seres vivos son altamente inflamables. Por ello los médicos se aprestan a recetar antiinflamatorios con urgencia: para evitar que el tejido afectado se hinche y duela.

—¡Por fin le escucho decir cosas sensatas! Esto lo entiendo perfectamente. Siga, por favor...

—Siento confesarle que le he tendido una trampa. Efectivamente los tejidos son altamente inflamables, pero la inflamación no es una propiedad peligrosa de la vida, sino todo lo contrario: es la que la mantiene. No es lógico, por lo tanto, que los médicos la combatan con tanto empeño. "Póngase hielo y tómese este antiinflamatorio pues se le va a hinchar y le va a doler". Suena peligrosamente convincente.

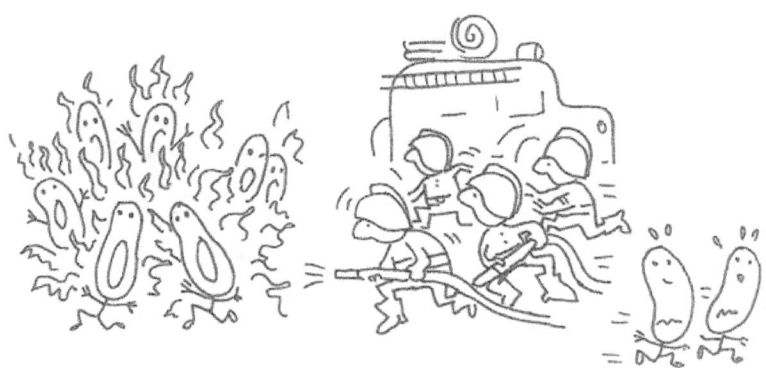

—¿?

—Como le he comentado, la muerte violenta, llamémosla ya *necrosis*, vierte al exterior productos extremadamente tóxicos tras la ruptura de la membrana que los contenía. La inflamación es una respuesta defensiva que protege a las células vecinas. Intervienen en su despliegue tanto el sistema inmune como el sistema nervioso, haciéndolo de forma integrada. La respuesta es inmediata: en la zona del suceso se liberan todo tipo de moléculas que producen el encendido y superproducción de los sensores de daño —alerta y vallado electrónico— y la apertura de poros en los vasos sanguíneos locales para permitir el paso de las células encargadas de contener y reparar el destrozo. Estos dos procesos —activación-amplificación de sensores y apertura de poros— hacen que la zona duela y se hinche, pero así, está protegida y puede ser reparada sin el incordio del individuo.

La respuesta inflamatoria está regulada en su dimensión —extensión, intensidad y persistencia— de forma exquisita por el cerebro. El Alto Mando Cerebral centraliza las operaciones y da las órdenes oportunas no sólo a sus neuronas, sino también a las células del sistema inmune que intervienen en la operación. La regulación cerebral de la inflamación es tan extraordinariamente precisa como puede ser la de otras funciones corporales: respiración, circulación, digestión... Se ajusta el despliegue inflamatorio a lo que la defensa y reparación de la zona lesionada exige. Ni una célula de menos ni de más. La respuesta inflamatoria lleva consigo aparejada la regulación más exquisita que pueda usted imaginar, con un ajuste continuo y milimétrico del despliegue, adaptado específicamente a las peculiaridades de la zona a reparar.

La inflamación es distinta si se produce en un músculo, en el pulmón, en el bazo o en el cerebro. El organismo segrega los antiinflamatorios adecuados para cada lugar. La percepción de dolor es proporcional al estado de la reparación. Nos informa de la evolución real del proceso. Las reparaciones son habitualmente excelentes y, con el tiempo, la zona queda perfecta, como si nada hubiera pasado.

—Lo que dice suena convincente. Recuerdo que lo estudié en biología, en el colegio, pero la palabra inflamación me sigue sonando mal. No puedo evitarlo.

—Es lo malo que tienen las palabras. Se apoderan del significado, lo ocultan, lo sustituyen o lo invierten. No se fíe de ellas. Sobre todo, tenga cuidado con las que empiezan por "anti". Para llevar la contraria a lo que hace el organismo hay que tener razones de peso. Paradójicamente, anti-biótico es una palabra que debería sonar fatal: anti-vida, pero se refiere a la vida de nuestros enemigos, gérmenes asesinos que pretenden mantenerse vivos a base de devorarnos. Nos producen necrosis y, por lo tanto, bendita inflamación. Los anti-bióticos son armas químicas de destrucción masiva de vida... ajena y mantenimiento masivo de vida... propia. Se han recetado también en exceso, sin necesidad, ocasionando a veces sólo la muerte de bacterias amigas, "de casa de toda la vida", bacterias que trabajan cada día en el interior del aparato digestivo realizando labores imprescindibles para la supervivencia de las células autóctonas en el ambiente más putrefacto y maloliente que se pueda imaginar.

El organismo, como las grandes ciudades, está poblado de todo tipo de individuos celulares: autóctonos, emigrantes, turistas, ciudadanos de paso, donantes altruistas, despistados, invasores, delincuentes, parásitos, especuladores, carroñeros... No se fíe de ninguno de ellos. Hasta "los de casa" le pueden crear problemas.

Cada célula es un individuo, un ser vivo unicelular egoísta, obligado por la ley general orgánica a colaborar para sobrevivir. Sin contención, tiende al desarrollo sin límite en tiempo ni espacio, a la inmortalidad, a dividirse, como si estuviera naciendo constantemente. Los organismos pluricelulares controlan esta tendencia a la inmortalidad de sus individuos y la reducen a lo estrictamente necesario: las fases de desarrollo o de reposición y reparación de los tejidos. Si se altera la regulación-represión de la división, la célula se vuelve cancerosa y vive un fugaz sueño de inmortalidad y libertinaje que finaliza, en muchos casos, al acabar con la vida del propio organismo.

El sistema inmune vigila constantemente los desvaríos y defectos celulares y acaba, implacablemente, con la vida de las células sospechosas y afectadas —por enfermedad o senilidad o por ambición cancerosa—, no de cualquier forma, violentamente, sino de forma ordenada, controlada: es lo que se denomina *muerte programada*. Sería una "buena muerte": la *muerte desde dentro* que diría Jesús Mosterín. Hay muchos programas de muerte controlada. El más conocido se denomina **apoptosis**, palabra griega que quiere decir: "caída de la hoja".

Los programas de muerte celular controlada se ejecutan manteniendo en todo momento la integridad de la membrana de la célula. No hay vertidos tóxicos y las células vecinas no corren peligro. No provocan inflamación. La "caída de la hoja" del árbol, la apoptosis, es una "decisión" conveniente para la integridad del árbol. Las hojas "enfermas", defectuosas, ancianas, adquieren color amarillento o rojizo y el árbol rompe las amarras, cayendo casi por su propio peso, o con una ligera brisa. En otoño, las condiciones adversas del clima aconsejan a algunas especies arbóreas desprenderse de la carga inasumible de las hojas. Se activa también la apoptosis, esta vez global. No sólo es una "buena muerte". Incluso es bella. No tiene más que ir al bosque en otoño para comprobarlo. Nada que ver con el que ofrece después de una ventosa tormenta o un incendio en verano. La necrosis sería el equivalente al arrancamiento violento por el mordisco de una cabra o un viento huracanado. El árbol sufre y se defiende: también se inflama.

El dolor sólo tiene sentido cuando se produce —o está a punto de hacerlo... — necrosis. La muerte programada, la apoptosis, no activa la respuesta inflamatoria ni debería resultar dolorosa, pero muchos procesos de apoptosis se acompañan innecesariamente de dolor. En la migraña no existe peligro de necrosis. Ni siquiera se produce peligro de muerte programada —apoptosis—. Realmente no existe ningún peligro de ningún tipo de muerte. Todo está en orden. Sin embargo, se construye un dolor de una violencia inusitada. ¿A qué es debido?

13 El sentido del peligro

Instinto de probabilidad de daño

... Definitivamente, la paciente se ha transformado en alumna y casi no recuerda que ha acudido a la consulta para solucionar el problema de la migraña. Empieza a interesarse por lo que oye y, quizás, piensa, ha sido buena idea haber acudido a ese despacho... a aprender, aunque... todavía mantiene algunos recelos. La idea de que somos un conjunto de vidas individuales, las de las "células de las nuestras" e incluso las de todo tipo de individuos "de fuera" le produce cierta turbación, le hace perder identidad y confianza. Afortunadamente parece que las "fuerzas de seguridad", el sistema inmune y el sistema nervioso están formadas exclusivamente por "los de casa de toda la vida", aunque, oído lo oído, parece que también nos producen problemas, nos hacen sufrir, o incluso acaban con la vida de las células "de casa". La migraña, según este doctor, es un problema creado por la candidez de las neuronas y las prédicas de los expertos. Su cabeza se llena de metáforas. Organismo, sociedad, política... Parece que el dolor que se le había puesto al comienzo de la exposición se ha ido a pesar del barullo... Puede que el cerebro, como Teruel..., ¡exista!...

—Le voy a presentar a una mujer realmente notable: Polly Celline Eveline Matzinger.

—Por supuesto que no la conozco, pero espero tener el placer de hacerlo.

—Tiene una biografía apasionante. Su madre estuvo recluida voluntariamente en un convento, fue monja, y su padre estuvo recluido involuntariamente en el campo de concentración nazi de Dachau en la segunda guerra mundial. En su juventud fue "chica Play-boy", entrenadora de perros-pastor, tocaba el 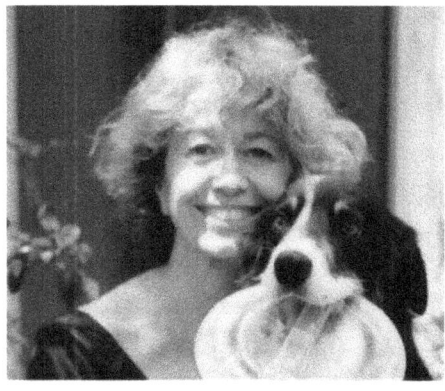 piano y el bajo, componía y cantaba, aunque no muy bien, según confesaba ella misma. Trabajando de camarera en un club cercano a la Universidad de California no pudo evitar interesarse por la conversación de varios biólogos que debatían sobre la imitación en los animales. Polly se sentó con ellos y no pudo evitar plantearles una extraña cuestión: "¿por qué ninguno imita a la mofeta?"

La mofeta es un animal que se defiende de los depredadores emitiendo un olor pestilente con unas glándulas anales especiales. Uno de los contertulios vio que Polly prometía y le convenció de que lo suyo era ser científica, es decir, hacerse preguntas. El argumento que consiguió doblegar la resistencia de Polly a cambiar su destino fue el de que si se hacía científica no se aburriría nunca. En el colegio, un profesor cretino había afirmado que Polly era "la persona con menos probabilidad de tener éxito en la vida". Actualmente es una eminente y prestigiada investigadora en alergia e inmunología.

Supongo que la azarosa vida de Polly le enseñó a detectar los peligros y a defenderse de ellos. No tiene nada de particular, por ello, que su teoría de la inmunidad se llame: el *modelo del peligro*.

A Polly le enseñaron que la función del sistema inmune era la de detectar y neutralizar invasores, diferenciar entre las células de casa y las de fuera. Este planteamiento de "los de casa son buenos y los de fuera malos" no convencía a Polly, que propuso su propio modelo: el sistema inmune actúa frente a los que considera que han creado destrucción y muerte en las células, sean de casa o de fuera. "Por sus obras los conoceréis, no por su origen".

Los pacíficos, sean autóctonos o foráneos, son tolerados perfectamente por las células vigilantes del sistema inmune por su demostrada buena conducta. Las células dañadas producen señales moleculares que indican que han sufrido una agresión y estas señales son las que guían el proceso de averiguar quién ha sido, qué destrozos se han producido y qué tipo de respuesta inflamatoria es la adecuada para reparar adecuadamente ese tejido concreto. Los trasplantes exigen una intervención quirúrgica que daña violentamente las células. Estas células dañadas generan señales de destrucción violenta —a manos del cirujano— y el sistema inmune interpreta erróneamente que las causantes del destrozo son esas células no catalogadas —las del donante—.

Su propuesta no fue tenida inicialmente en cuenta y, para no figurar como única autora de sus ideas, presentó un artículo con un "coautor", Galadriel Mirkwood, quien en realidad era su perro afgano: el editor se enteró y prohibió su publicación.

El proceso de identificación del agresor es complejo y discutido y se va perfeccionando con el aprendizaje, tras contactar con multitud de bacterias y parásitos. Según Polly, las condiciones higiénicas actuales y la vida en las ciudades ha empobrecido el aprendizaje y nuestro sistema inmune comete más errores a la hora de catalogar el peligro. Ello explicaría el aumento de la alergia y las enfermedades autoinmunes —producidas por fuego propio— en nuestra excesivamente protegida sociedad. La cultura modifica nuestro entorno, lo limpia y esteriliza y, también, lo empobrece. El miedo a los peligros de la libertad... una vieja y moderna historia.

Existe una ley psicológica, la ley de Yerkes-Dobson que describe la interacción entre ansiedad y eficacia. La gráfica del rendimiento tiene forma de U invertida. Con poca ansiedad somos poco eficaces. Si la ansiedad aumenta nuestra eficacia mejora hasta que llega un punto de inflexión a partir del cual vuelve a descender. La virtud está en el término medio... si los dos extremos son viciosos. El garantismo, la seguridad, la protección sin límite, los anuncios de bacterias invisibles en la encimera de la cocina, la acción enérgica de un jabón que no deja bicho viviente, la convicción de que matando todo lo ajeno estaremos más protegidos pone demasiada ansiedad para producir beneficio. Sin sal el plato es soso y también podemos estropearlo con su exceso.

El sistema nervioso también valora los peligros. Los episodios de daño violento —necrosis, ¿recuerda?— guían el aprendizaje de evitar aquello que mata nuestras células, pero las condiciones actuales ablandan el proceso excesivamente. Vivimos almohadillados, en entornos muelle, con muy escasa exposición a los episodios de daño físico violento. El aprendizaje se resiente y, como en el sistema inmune, se cometen errores de valoración del peligro. En este caso, además, están los expertos, que dicen a nuestro cerebro a qué tiene que tener miedo, qué es "lo malo".

Al nacer, ya disponemos de un catálogo de peligro, escrito en el genoma, que permite disponer de información fiable sobre agentes conocidos y estados destructivos —gérmenes, golpes, quemaduras... —. Es el componente congénito del sistema de defensa. Cataloga los miedos congénitos. A lo largo de la vida ampliamos el catálogo a base de experimentar agresiones de agentes no catalogados —p.ej. sarampión— u observar agresiones a otros y escuchar las recomendaciones de los expertos a través de padres, periodistas, pescateras, cuñados y amigos. Lo aprendido, el complemento del catálogo congénito de lo peligroso, constituye el componente adquirido del sistema de defensa, el miedo adquirido. Este archivo complementario, a diferencia del congénito, es más selectivo y dispone de memoria y desarrolla aprendizaje, pero es menos fiable y contiene errores por defecto —no están todos los que son— y por exceso —no son todos los que están—. La alergia sería la expresión del error —por exceso—

por parte del sistema inmune y la migraña sería la expresión del error —por exceso— por parte del cerebro. Se trataría de miedos infundados, irracionales.

No tiene sentido que su cerebro tema al sol, al chocolate, al descenso de estrógenos, a los viajes o al ordenador. Evidentemente, tampoco tiene sentido que se activen las alarmas los fines de semana.

El sentido del peligro no se basa en hechos, como el sentido del daño, sino en presunciones. La necesidad de anticipar el daño —instinto de probabilidad— le da su fuerza, pero le hace, también, vulnerable al error.

—Creo que lo he entendido.

—Espero que se haya producido el *efecto ¡ajá!*, el momento decisivo en el que se produce la convicción: son los padres, no los reyes... los niños no los trae la cigüeña... *la migraña no es una enfermedad, sino un error, una obstinación cerebral... una pesadilla y una pescadilla que se muerde la cola... ¡y engorda!*

—Lo entiendo, pero ¿qué hago para protegerme de las crisis? No sólo lo entiendo, sino que me lo creo, pero sigo sin saber qué tengo que hacer...

—¡Ya está haciendo *algo*! Me está escuchando, lo entiende y se lo cree. Su cerebro ha recibido información y la estará procesando. Siga en esa línea. Volviendo al sentido del peligro: hay muchos "padecientes" que sienten dolor en los "huesos" porque tienen osteoporosis y artrosis, los famosos "desgastes".

—Temo sus entrecomillados. No presagian nada bueno. Presiento que va a comenzar algún derribo en mis ideas. No hago comentarios y escucho.

—Ha pensado bien. Allá voy: los "huesos" no duelen. Sólo si se produce un suceso violento —necrosis—, por ejemplo, una fractura o una infección, se inicia el proceso del dolor y la inflamación, a través de la detección por los sensores de daño de las señales de alarma de las células dañadas. El sentido del daño inicia la respuesta defensiva. Una respuesta defensiva que debe ser respetada.

Si el hueso tiene osteoporosis y las articulaciones artrosis, no se produce necrosis y, por tanto, tampoco inflamación. Sin embargo, duele. Aparentemente la zona dolorida no está en las condiciones adecuadas, pero no es así necesariamente. Es más probable que el dolor se produzca porque el sentido del peligro alerta al individuo sobre el riesgo que supone el ponerse de pie, coger pesos o doblar el espinazo.

No confunda sentido del daño y sentido del peligro. Es una diferencia clave: daño —necrosis— no es equivalente a dolor. Si no existe daño actual o inmediato no debería haber dolor. El uso no "desgasta", sino todo lo contrario. El enemigo de los huesos, músculos, articulaciones e, incluso, neuronas, es el desuso. Por ello no tiene sentido que el cerebro promocione —con el dolor y cansancio— el desuso de una zona "desgastada".

—Puede que tenga razón, pero sea daño o dolor ¿qué más da? El caso es que duele y si el dolor se alivia con un antiinflamatorio uno se lo toma y punto. De otro modo no podría hacer vida normal. Los analgésicos nos ayudan... aunque temo que, como cada vez que creo estar diciendo algo sensato, me venga usted luego con las rebajas...

—No desdeñe el valor de las palabras. *Daño y dolor son cosas distintas.* Le aconsejo que aprenda a distinguirlas nítidamente. No son lo mismo *robo* y *sonido de sirena.* Pueden robarle y no haber saltado la alarma y puede saltar la alarma sin que le hayan robado. El robo es la sustracción de algo preciado. Se lo han quitado. Faltan las joyas, han abierto la caja fuerte. El sonido de las sirenas es sólo el sonido de las sirenas. Indican que puede que hayan intentado o conseguido robar, pero puede que sea una falsa alarma. El dolor sólo certifica que el cerebro ha activado la alarma. El daño —una vez comprobado— certifica que se ha producido una agresión a la integridad física. Las agresiones a la integridad física —recuérdelo— pueden ser violentas o progresivas al igual que la muerte de las células puede ser violenta —necrosis— o programada —apoptosis—. No es lo mismo que hayan robado un banco y hayan matado a dos empleados a que la economía de la entidad bancaria no vaya bien y hayan prejubilado a algunos trabajadores. Deberían activarse alarmas distintas. No creo que sea una buena idea acoplar el sistema de robos con los informes económicos sobre el futuro del Banco.

Imagine usted una entidad bancaria que activa sus alarmas cada vez que se hacen previsiones pesimistas sobre las acciones en Bolsa para ese día. Si una articulación sufre el paso del tiempo no debe activarse la alarma destinada a indicar sucesos violentos —fracturas, infecciones...—. En los desgastes, el dolor lo activa el sentido del peligro, que, es un sentido especulativo, predictivo y... sensible a lo que los expertos dicen sobre lo que es peligroso. El dolor de "huesos" aparece para indicarle que el cerebro considera que tiene usted los huesos desgastados y que eso es peligroso —en opinión de los expertos— por lo que debe restringir su utilización. Realmente, lo peligroso es restringir su utilización. El cerebro le aconseja mal. El dolor lumbar generalmente se debe a que el cerebro no tolera los movimientos del individuo porque los teme. Detecta peligrosidad, no daño.

Nos hemos desviado otra vez del camino. Vamos a hacer un alto en este asunto básico, fundamental, de las palabras: dolor y daño. Hay muchos pacientes que acuden al médico para que les dañen. En los quirófanos, multitud de cirujanos se emplean a conciencia en dañar, generar muerte violenta, necrosis, en células y tejidos de ciudadanos que confían en su habilidad para destruir violentamente la vida... de forma controlada. El daño controlado de los cirujanos salva muchas vidas.

14 Doctor, me duele mucho ¿no podría dañarme *algo*?

... La alumna ya está inmunizada respecto a los comentarios del neurólogo. No parpadea al oír el último despropósito —aparente—: el de los ciudadanos que solicitan la muerte de sus células a manos del cirujano para calmar el dolor. Son células peligrosas, aunque sean "nuestras". Están infectadas o necrosadas o están tocadas por la convicción de inmortalidad, por el egoísmo extremo...

—La escena es real. Mi dentista se disponía a proceder a una reparación a fondo de mi dentadura. El plan consistía en arrancarme todas las piezas dentarias supervivientes de la arcada superior y colocar un lecho que pudiera sujetar los implantes.

"Ramón, me vas a hacer mucho daño ¿no?"

"¡No hombre, primero te anestesio! ¡No te va a doler!"

"Ya sé que no me va a doler, pero vas a dañar mis encías".

Una vez aclarada la cuestión del significado de dolor y daño, Ramón procedió a dañar mis encías para poder colocar los implantes. No dolió, pero sembró la necrosis —muerte violenta, asesina— en la zona y, lógicamente, se inflamó.

"¡Ya está, tómate un antiinflamatorio, porque se te va a hinchar!"

"¡No te voy a hacer caso! ¡No me preocupa la inflamación!"
—Entiendo.

—¡Enhorabuena! El hecho de que ya no le sorprendan los comentarios es que las palabras van encontrando su acomodo en los circuitos. Van haciéndose con un significado preciso y diferenciado. Nada hay tan peligroso en esta cuestión del dolor como la ambigüedad de los significados de las palabras. Los mensajes publicitarios de la migraña se refieren al dolor: "¡el estrés, la menstruación, los cambios meteorológicos, el chocolate, los viajes... producen dolor!" Si el cerebro está instruido en la ambigüedad del significado del término dolor, procesa estos mensajes como: "¡cuidado con el estrés, la menstruación, los cambios de tiempo, el chocolate o los viajes"! "¡Peligro!" Si trasladamos la cuestión al sistema inmune: "¡el polen y los ácaros inflaman las narices!" sería interpretado como "¡el polen y los ácaros suponen una amenaza para la nariz!"

—¿Quiere decir que se puede curar la alergia haciéndole saber o diciéndole al sistema inmune que el polen y los ácaros no son peligrosos?

—No es lo mismo "haciéndole saber" que "diciéndole". Hablar con el sistema inmune es tan inútil y absurdo como hablar con su vesícula biliar o con una lagartija. No entienden las palabras. Se guían por los hechos. La convicción de que el polen no amenaza la nariz no me libra de los estornudos. Ya he intentado concentrarme en tranquilizar a mi organismo cuando corto gramíneas con la segadora, pero no funciona. Sin embargo, podemos "hacerle saber" al sistema inmune que el polen no es peligroso. Eso se consigue, a veces, con las vacunas.

—¿Entonces, cómo podemos "hacerle saber" al sistema nervioso que el sol no pone en peligro la cabeza? ¿Podemos decírselo o también es tan inútil como hablar con una pared?

—El sistema nervioso es distinto. Puede hablar con él. Lo hacemos constantemente, aunque no seamos conscientes de ello. *Oímos a nuestro cerebro si este levanta la voz y él nos oye siempre a nosotros.*

—¡Ya estamos con la dichosa separación entre el cerebro y uno mismo!

—Lo siento, así es, pero tampoco le dé demasiadas vueltas. Acepte que hay un *algo* que habla desde el interior del organismo con usted y que trata de que adecúe su conducta a las previsiones y temores sobre la integridad interior. Imagine un coche sofisticado, creo que había un programa en televisión: "El coche fantástico". El coche hablaba y hacía previsiones sobre el futuro. Las comunicaba a su propietario, un policía condenado a tener siempre éxito en sus acciones. El cerebro es como el coche fantástico. Comparte sus evaluaciones con usted. El superpolicía hablaba también con el coche. A veces se dejaba aconsejar y otras no estaba de acuerdo y tomaba sus propias decisiones, en contra de las recomendaciones del coche parlante. *Las percepciones, lo que usted siente, ve, oye, huele y degusta; las emociones y las acciones, son, en realidad, decisiones-opiniones de su cerebro. Es la forma en que el cerebro se expresa. Para los neurocientíficos percibir, pensar y actuar son fases del mismo proceso.*

Una percepción es una invitación a hacer *algo* que al cerebro le parece conveniente. El picor en la nariz quiere decir: "te conviene estornudar"; el cansancio: "¡siéntate!" y la sed: "¡vete a por agua!" A veces el cerebro no nos da opción y toma la decisión inmediatamente —la mano que coge una cazuela demasiado caliente, el pincho de la rosa o la ortiga— alejando la zona atacada del peligro, sin esperar a conocer nuestra opinión. Eso sucede cuando actúa el sentido del daño. Cuando lo hace el sentido del peligro, nos permite el debate. Tenemos voz y voto.

—¿Cómo es esa conversación? ¿Qué tranquiliza al cerebro? ¿Quién manda? ¿Qué le digo?

—No se precipite. Todavía estamos en el proceso de adquirir información. Estamos comiendo. Luego vendrá la digestión. Intente concentrarse sólo en las ideas. No deje que la necesidad de buscar la solución interfiera con la entrada de los conceptos. No podrá dar órdenes a su cerebro. ¡No es su mayordomo!

—Lo decía por adelantar. Lo del dolor y daño ya lo he entendido y creo que, a veces, se repite usted demasiado. Estoy impaciente por oír cosas nuevas para acabar ya de una vez con las clases teóricas y pasar a las prácticas.

—También se repite usted demasiado con la obsesión por la solución. Es lógico, pero debe contenerse.

—Bien. Ya sé que la migraña duele, aunque en ese momento en la cabeza no sucede nada alarmante. No hay daño, sino alerta sobre un daño imaginado. No hay necrosis ni va a haberla. Ni siquiera hay motivos para activar la apoptosis, para programar el desmontaje controlado de las células. No es otoño en el interior del cráneo. El cerebro es ingenuo y cree que algo puede pasar. Está asustado. La información de los neurólogos genera preocupación cerebral. Si el cerebro me contagia su miedo estoy perdida. Debo reeducarlo y tranquilizarlo. No debo obedecerle y darle continuamente la razón. Puedo hablar y discutir civilizadamente con él. Tengo voz y voto. Debo evitar las órdenes. Producen el efecto contrario. ¿Hablamos de *algo* nuevo?

—Efectivamente me repito. Técnicamente se llama a esta propiedad, *redundancia*. El cerebro es redundante y yo también. Veo, con satisfacción, que está aflorando la "buscadora de novedad" que lleva usted dentro, pero no se vaya ahora al otro extremo. Hablaremos de la *inflamación neurógena*. Es un concepto crucial.

—¡Vaya! otro concepto nuevo. Usted me habla continuamente de conocimiento oculto. ¿Por qué nos ocultan siempre lo mejor, lo importante? ¿Piensan los neurólogos que somos niños? ¡Nos engañan como a chinos!

—Los neurólogos le cuentan lo que ellos saben y creen. No hay intención de ocultar nada ni, por supuesto, de engañar. Los chinos, además, sólo son incautos respecto a la cultura china como los occidentales lo somos a la cultura occidental. Lorimer Moseley, nuestro investigador favorito, hizo un estudio entre profesionales y pacientes en el que les hacía preguntas-examen sobre cuestiones básicas de biología del dolor. El porcentaje de suspensos fue llamativo, tanto entre ciudadanos como entre profesionales. Luego procedió a darles un curso intensivo sobre la materia y volvió a hacer el examen. Las notas mejoraron en un porcentaje significativo en los dos grupos de alumnos —profesionales y ciudadanos—. Finalmente les preguntó a los profesionales sobre su opinión de lo que habrían entendido los ciudadanos. Las respuestas concedían poca capacidad a los ciudadanos para entender esas "complicadas" cuestiones. Sorprendentemente, los que menos confiaban en esa capacidad eran los psicólogos.

No hay nada como hacer experimentos para comprobar la realidad. ¡Ver para creer! o... ¿creer para ver?

Por favor... ¡inflamación neurógena ya!

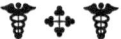

15 Inflamación "neurógena"

... La alumna va adquiriendo soltura y se permite el debate con el neurólogo. Puede que esté equivocado en *algo* e, incluso, le haga ver el error. Un alumno empieza a serlo cuando enseña al profesor y un profesor empieza a serlo cuando aprende del alumno. De repente se da cuenta de que esta reflexión desenmascara una actitud poco aconsejable: escuchar para pillar los fallos del otro. La paja en el ojo ajeno y la viga en el propio. Rápidamente hace un gesto sutil, pero eficaz de quitarse al ángel-demonio cerebral de encima y, se concentra, con su cerebro racional, en las explicaciones...

—Sus últimas intervenciones me confortan. Creo que es usted una buena alumna. No pierda la concentración pues la vamos a seguir necesitando. Tampoco se confíe demasiado y piense que ya lo sabe todo. Nos queda todavía mucho por aprender.

—Soy consciente de mi ignorancia. No se preocupe.

—Bien. Tenemos una idea extraña y equivocada sobre la inflamación: la consideramos como un peligroso enemigo de la integridad física cuando en realidad es el proceso que la mantiene.

La inflamación perturba nuestro bienestar, no nuestra salud. Una zona inflamada es una zona protegida. Ya sabe: "quien bien te quiere te hará llorar". Un organismo no inflamable no sobreviviría al incidente más nimio de necrosis celular. La inflamación mantiene nuestras vidas. ¡Viva la inflamación!

—No se pase. Hay enfermedades como la artritis reumatoide en las que la inflamación destruye las articulaciones y otras estructuras y los antiinflamatorios las protegen.

—Así es, la inflamación es un proceso defensivo contundente y los tejidos son estructuras delicadas que deben ser protegidas. Deben evitarse los daños colaterales, los destrozos generados por nuestro propio ejército en su afán de acabar con el enemigo. Por ello cada órgano pone condiciones al despliegue de la inflamación y consigue regularla para que no genere más problemas de los que soluciona. Existe cierto estatuto de autonomía que limita la acción central. Buscar el equilibrio puede ser complicado. Pasa lo mismo que con los medicamentos. Nos ayudan, pero pueden producir efectos secundarios.

En el caso que nos ocupa el problema es el de la orden de activar la alarma: ¿qué y por qué ha decidido activarla? La diabetes juvenil, por ejemplo, es el resultado de la destrucción inflamatoria de las células pancreáticas que fabrican insulina. Si no fuera porque la cultura, el progreso, facilita luego la insulina que el páncreas no sintetiza, morirían muchos jóvenes, a causa de un lamentable error de nuestros ejércitos, que habrían disparado sobre fábricas propias pensando que habían sido tomadas por el enemigo —virus—. Como ve, la cultura tiene dos caras, como todo: nos complica el aprendizaje por exceso de protección, pero también consigue soluciones para reparar las consecuencias. Muchos de nosotros no estaríamos vivos si no fuera porque el progreso pone antibióticos y hormonas a nuestra disposición.

—De acuerdo. Siga.

—La inflamación necesita un motivo para activarse. Debe producirse un suceso que genere señales que la disparan. La necrosis, el proceso de desintegración violenta de la célula, que, como hemos visto, cursa con alteración de la membrana y salida de tóxicos al exterior, genera esas señales: las señales de peligro de Polly Matzinger.

Hay moléculas que sólo existen en el interior celular o de la membrana. Si aparecen en el espacio externo, es que se ha producido una peligrosa fuga. Las células vigilantes del sistema inmune y las terminales de los nervios captan esas señales y se pone en marcha el despliegue inflamatorio. Este despliegue implica tanto a las células inmunes como a las neuronas. Cambia todo el equipamiento de los sistemas de detección del daño. Se multiplica la fabricación de sensores de daño desde el genoma, se despierta a los *sensores dormidos* —una población de sensores de daño que sólo se activa cuando se produce la inflamación— y se abren todas las líneas "telefónicas" del sentido del daño para que llegue toda la información de lo que está pasando a los centros de decisión. Estos centros están situados en la médula espinal, en el troncoencéfalo —la unión entre médula espinal y cerebro— y en varias secciones cerebrales. Desde todos estos lugares se organiza una compleja programación cuyo objetivo es el de reparar la zona, proteger las células vecinas sanas y evitar que el individuo entorpezca el proceso de reparación con sus acciones.

Evidentemente para conseguir que el individuo no cree problemas, el cerebro activa el programa dolor y lo proyecta mágicamente sobre la zona en reparación haciéndole pensar que se genera allí. Así mismo desactiva todos los programas motores que pueden repercutir negativamente sobre la regeneración. Aunque no nos ocupemos activamente de la protección de la lesión, el organismo, a través del cerebro, lo hace, sin pedirnos la opinión.

Este proceso inflamatorio está controlado por el sistema nervioso, pero no se inicia por una valoración anticipada de peligro por parte de las neuronas, sino por el suceso necrótico. Sería una activación del sistema de detección y control de incendios por la presencia, extensión y continuidad del fuego. El propio fuego sería el desencadenante y el que marca las pautas del despliegue del servicio de bomberos. Es el sentido del daño el que interviene. Lo que sentimos es la consecuencia directa de lo que está pasando.

Necrosis (daño consumado)

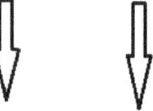

(células vigilantes inmunes y neuronales)

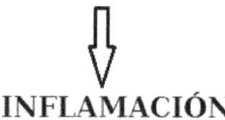

INFLAMACIÓN

Existe otro tipo de inflamación que no se genera por ningún episodio de daño celular. No hay señales de necrosis porque sencillamente no ha pasado nada, pero se pone en marcha el proceso inflamatorio a pesar de todo. Esta inflamación preventiva y, muchas veces, innecesaria es la que genera las reacciones alérgicas y, por supuesto, la migraña. Podríamos hablar de inflamación inmunógena —generada por el sistema inmune— o neurógena —generada por el sistema nervioso—.

La inflamación neurógena —inflamación generada, iniciada por neuronas— implica la decisión cerebral de poner en marcha el programa inflamatorio por previsión de daño. Es el sentido del peligro —predicción de futuro—, no el del daño —detección del presente—, el que lo activa. Los centros de toma de decisión generan una activación preventiva de los sistemas de vigilancia e intervención inmediata para afrontar un suceso que se considera probable. No se produce necrosis, no hay salida de señales intracelulares. Sin embargo, todo está preparado para neutralizar la supuesta y anunciada agresión.

En realidad no se trata de una inflamación, sino de un estado de alerta preventivo. El organismo, a través del cerebro no tiene "corazonadas" —como sugería Aristóteles—, sino, lógicamente, "cerebradas". La "inflamación neurógena" es la consecuencia de esa "cerebrada".

—Me vendría bien una aclaración. La "inflamación neurógena" ¿es o no es inflamación? "Ser o no ser...". Si no lo es, ¡cambiémosle el nombre! Vamos a ser coherentes con lo que decimos. Por lo que me dice se trata sólo de un despliegue de efectivos por si se necesita actuar.

—Se acepta la propuesta. Sugiero que no le llamemos inflamación, porque, efectivamente no lo es. Al no haber señales de necrosis celular, no se produce el desplazamiento de las células que se encargan de matar gérmenes y retirar cadáveres, bajas celulares propias. Tampoco se activa el genoma para que regenere la zona destruida, porque... ¡no se ha destruido! La cabeza no se hincha ni se calienta. No se forma pus. Propondría el término de *alerta nociceptiva* o alerta de nocividad, aunque ya le anuncio que no tendrá ningún éxito.

Alerta nociceptiva (daño imaginado)

Sistema Inmune ⟹ **Alergia**

Sistema Nervioso ⟹ **Migraña**

—Suena demasiado técnico. Yo me considero ya una alumna con algunos conocimientos y entiendo lo que quiere decir: una alerta de los sistemas electrónicos del sentido del daño: el encendido preventivo de los sensores de daño —nociceptores o receptores de nocividad—, la apertura de las líneas telefónicas con los centros de toma de decisión —el alto mando—, la suspensión cautelar de las actividades del individuo que puedan resultar imprudentes. Sería algo similar al despliegue ante un falso aviso de bomba.

—Siga.

—El dolor formaría parte del programa previsto para estas situaciones. Algo así como un plan de emergencia. Alerta amarilla, alerta naranja, alerta roja. En definitiva, evaluación de peligro y presión al individuo para que esté atento y deje trabajar a los profesionales.

—¡Bravo! Hay un par de cuestiones más. Oficialmente se acepta el concepto de inflamación neurógena, pero se refiere a un hecho local asociado a la necrosis. Los sensores que se han activado por las señales de daño necrótico comunican el suceso a los ramos nerviosos vecinos y así las zonas cercanas quedan alertadas y preparadas. Se declara un incendio en una casa y se extiende la alarma, no el fuego, a los edificios cercanos para evitar precisamente que se produzcan víctimas. Los neurólogos llamarían inflamación neurógena a la extensión de la alerta a las zonas vecinas a través de los mensajes de los nervios que han captado las señales de daño. Yo me refiero a otro tipo de inflamación o alerta: a la que se produce sin necrosis previa. Se activa la alerta por previsión teórica de incendio. Se extiende un rumor no el fuego, ya que no existe.

La segunda cuestión es esta: ¿cómo hace llegar el "alto mando" sus órdenes a los sensores de la zona bajo sospecha o a los centros de decisión intermedios de la médula espinal y del troncoencéfalo? —ya sabe, la zona que une médula y cerebro—. Los neurólogos consideran que todas las zonas del organismo están conectadas con el cerebro a través de una línea telefónica que sólo admite mensajes en una dirección, desde el lugar de los hechos hacia los centros de decisión. Las órdenes de los centros serían exclusivamente órdenes a las glándulas, vasos, corazón, pulmones y músculos, pero no contemplan órdenes a los sensores de daño ni a las zonas de paso de la información.

—Puedo deducir por intuición femenina que están equivocados. Mi "sexto sentido" me dice que sí existe comunicación entre cerebro, zonas de recepción de señal y sensores.

—Naturalmente que existe. Toda la red de sensores y centros de paso de información sobre daño, es decir, la infraestructura electrónica del sentido de daño, se activa "como si" realmente estuviera sucediendo *algo*, pero sólo por predicción del sentido de peligro. Los sensores dormidos se espabilan, se abren las líneas telefónicas, se mantiene el despliegue y, naturalmente, lo que el individuo esté haciendo o quiera hacer en ese momento, pasa a segundo lugar. No hay como el dolor y la intolerancia a los estímulos externos para conseguir que colabore... a la fuerza. Una articulación vigilada por sospecha de daño está sometida a un régimen de alerta nociceptiva. Tiene inflamación neurógena. Eso explica que duela, aunque no haya inflamación real, la auténtica, la que se produce cuando algo se ha dañado, la que protege y repara el daño.

—O sea que el presidente de gobierno puede ordenar que vaya la policía a cualquier lugar en el que se sospeche que pueda producirse un atentado y que existe la orden de mantener los ojos bien abiertos, comunicar cualquier novedad y vallar la zona para evitar problemas... todo esto molesta al ciudadano, claro...

—Lo del presidente de gobierno no tiene mucho que ver con el funcionamiento real del cerebro. No existe el régimen presidencial. Ni siquiera usted, el "yo" consciente es el presidente, aunque manda bastante... en algunas cuestiones. Prefiero que utilice la metáfora del Parlamento o, si lo prefiere, la Asamblea de neuronas o también, dado que las neuronas no se regeneran

—con la excepción de las del hipocampo—, el Senado —las células ancianas y, por tanto, sabias, del organismo—. Sea Parlamento, Asamblea o Senado lo de menos es que hayan sacado a los ciudadanos de sus domicilios. Eso pasa a segundo plano.

La inflamación neurógena es un mecanismo básico que explica varias situaciones de sufrimiento innecesario: el asma, la dermatitis atópica, la cistitis intersticial, el colon irritable, el dolor de la artrosis, la "fibromialgia", y, naturalmente, la migraña.

—Perdone que le interrumpa. Observo que ha utilizado la expresión del entrecomillado para referirse a la fibromialgia. ¿Podría explicarme los motivos?

—No quiero extenderme demasiado en la cuestión. "Fibromialgia" es un término inadecuado. Sitúa el problema en tejidos fibrosos —fibro— y músculos —mio—y "algia" —dolor— y eso no es correcto. Los tendones y músculos son inocentes. No deben pagar justos por pecadores. Incluso los defensores de la teoría oficial y creadores del término plantean sustituirlo por el de *síndrome de hipersensibilidad central*, dejando caer claramente la responsabilidad en el cerebro, pero sin fortuna. En cualquier caso, la "fibromialgia" es una desautorización, una intolerancia cerebral al movimiento por temor a los efectos que este pueda producir. Es un movimiento restringido y penalizado por el cerebro que intenta, con el dolor generalizado, el cansancio y el abatimiento, que no se muevan o lo hagan con cautela.

—No creo que eso que dice usted les suene aceptable a las pacientes.

—Así es. Es dramático comprobar cómo resulta una tarea prácticamente imposible convencerles de esta interpretación sobre su "enfermedad". El mensaje es sencillo: viven en un organismo sano regido por un cerebro equivocado. El sufrimiento, como el de la migraña o el colon irritable, es real, pero no procede de una anomalía, sino de un error. Se puede considerar que se trata de una "enfermedad" siempre que se precise que existen "enfermedades" por error de organismo. Nadie duda de que la diabetes juvenil o la artritis reumatoide sean enfermedades, pero se producen porque el organismo se equivoca a la hora de desplegar la inflamación sobre las células pancreáticas productoras de insulina o sobre las articulaciones.

Hoy en día los colectivos de afectados por un problema se sienten muy confortados cuando proclaman que "lo suyo" es una *enfermedad, pero* es un concepto peligroso. Puede complicar la solución.

El reconocimiento del problema como un error de organismo y no como una enfermedad misteriosa es el primer paso para empezar a salir del túnel del sufrimiento.

Las asociaciones de pacientes, con asesoramiento de diversos expertos, crean condiciones de consuelo, comprensión, apoyo y reclamación de recursos, pero la defensa firme y combativa de la tesis de la enfermedad —en sentido convencional, no como error de organismo— produce un efecto de difusión y consolidación del problema, ya sabe, como los neurólogos y la migraña... No puedo estar de acuerdo con un planteamiento que cierra la salida, por más que comprenda el sufrimiento y desesperación de las pacientes. No las puedo llamar alumnas porque, desgraciadamente, no quieren saber nada sobre cerebro y prefieren las explicaciones que reciben en las asociaciones sobre serotonina, estrógenos, endorfinas, sustancia P, etc., es decir, las explicaciones de moléculas que sobran o que faltan, las explicaciones que mantienen la esperanza de una solución también molecular. La esperanza es infundada y jamás será cumplida. Es una esperanza que contiene en su error el germen de la desesperación a medida que pasa el tiempo y no acaban de llegar los fármacos mágicos que traigan la paz a su atormentado organismo.

—Entiendo, pero también comprendo a las pacientes con "fibromialgia". No es fácil aceptar este tipo de explicaciones y el sufrimiento aprieta. Vuelva a la inflamación neurógena, perdón, *alerta nociceptiva*, si quiere.

—Quisiera explicarle cómo ven los neurólogos el tema del encendido de la inflamación neurógena.

—Usted mismo.

—Algunos neurólogos interesados en el tema de la migraña propusieron la tesis de la inflamación meníngea como proceso generador de la crisis. Los sensores de daño del interior de la cabeza están situados en las meninges, que son unas membranas que cubren y protegen el cerebro, desprovisto de sensores. Hablaban de una *meningitis estéril* o *meningitis neurógena* dando a entender con ello que no había gérmenes en la meninge y que el proceso se activaba por un estado hiperexcitado de los sensores de daño meníngeos.

—O sea que estaban de acuerdo con lo que usted dice.

—No exactamente. Esos investigadores y, actualmente, la mayoría de los neurólogos, aceptan que se produce el encendido de los sensores meníngeos, pero al hacerse la pregunta de por qué lo hacen responden que no se sabe. Lo consideran misterioso y culpan a los genes como responsables. Sencillamente, el paciente migrañoso tendría unos genes que fabrican sensores anómalos —sólo en las meninges—, que tienen la peculiaridad de dispararse espontáneamente o con desencadenantes mínimos. También sugieren que el encendido se activa desde algunos centros de nivel intermedio, pero eso no soluciona nada pues seguiríamos preguntándonos sobre lo que hace que estos supuestos centros se activen y cómo encienden ellos a su vez a los sensores.

—¿Qué dicen del cerebro, del aprendizaje, la cultura?

—Nada.

—¿No dicen nada del sentido del peligro? Todo esto que usted me cuenta ¿no existe para ellos?

—Así es. Los sensores, según ellos, se activan solos —son anómalos, ya sabe— y acaban confundiendo de abajo arriba y progresivamente a los centros de la médula espinal, al troncoencéfalo y, finalmente, al cerebro. No existe la información desde el cerebro a los sensores. Sólo la dirección abajo-arriba. Una partida de sensores de daño defectuosos en los bancos de un barrio de la ciudad trae en jaque a la policía. Un periodista con mente calenturienta provoca el pánico en la ciudad con falsas noticias sobre una invasión de extraterrestres.

—¿Conceden algún papel los neurólogos al paciente? ¿Qué dicen del diálogo cerebro-individuo?

—No sea ingenua. Son científicos, ya sabe... sólo química. Aconsejan que el paciente, en todo caso, tiene que protegerse del dolor, es decir, meterse en una habitación oscura y silenciosa, poner el cartel de "no molesten" y tomarse una analgésico precozmente. Debe también llevar una vida monacal, aunque por lo general esto no les libra de la migraña.

Aceptando que la migraña tiene en su núcleo una estructura fóbica, los consejos de los neurólogos responden precisamente a lo que no debe hacerse frente a una fobia. La conducta de evitación del dolor refuerza la estructura que lo genera.

¿Diálogo cerebro-individuo dice? Pruebe a comentar todo esto con un médico, un neurólogo, una enfermera o, incluso, un psicólogo. Los médicos sólo creen, como le digo, en las moléculas y sus consejos, y las enfermeras distribuyen sus creencias en un amplio abanico de propuestas. Un altísimo y decepcionante porcentaje de ellas creen que la homeopatía y otras "medicinas alternativas" contienen una acción terapéutica real, además del efecto placebo. Tengo la impresión de que, para mi desesperación, algunos psicólogos migrañosos que he visto en la consulta tienen más fe en las pastillas que en las palabras para calmar sus dolores.

Hágase una reflexión sencilla y determinante: el modelo actual de organismo de los profesionales sanitarios no contempla que éste contenga estructuras electrónicas ni informáticas. No existen, al parecer, sensores, condensadores, transistores, baterías, centrales de conversión de energía química a eléctrica, programas, memorias, mapas, predicciones, aprendizaje, imitación, socialización, entrenamiento, miedos, precauciones, errores no corregidos, fobias, etc... en definitiva, parece que no existen neuronas.

Con el modelo vigente de moléculas y estrés no da para explicar ningún proceso cotidiano del organismo. En el fondo la

Medicina sigue aplicando el modelo dualista: estamos formados por materia y "espíritu". La materia serían unos huesos articulados sujetos por ligamentos y movidos por unos músculos y todo lo demás serían espíritus vitales, energías misteriosas que construyen lo que sentimos, decidimos y hacemos o, como sugieren los neurólogos para la migraña, circuitos hiperexcitables que, misteriosamente y sin ningún control, se encienden y despliegan la alerta nociceptiva meníngea. No hay reflexiones previas, aprendizaje, impregnación cultural, predicciones, sentidos de daño ni de peligro, errores etc. Todo lo que se acepta para el sistema inmune no se contempla para el sistema nervioso, lo cual es un error básico, fundamental.

Antonio Damasio, un neurólogo atípico, interesado en la investigación de la conciencia, las emociones, la memoria y las percepciones, escribió un libro titulado "El error de Descartes". René Descartes, un grandísimo pensador del siglo XVIII, afirmaba que los humanos —solamente nosotros— estamos constituidos por materia y espíritu. De ahí el término dualismo —dúo: dos—. Como Aristóteles, fue grande en otros campos, pero fracasó estrepitosamente en sus reflexiones y doctrinas biológicas. Damasio obtuvo en el año 2005 el premio Príncipe de Asturias a propuesta de la Sociedad Española de Neurología. Por desgracia, la justa concesión del premio no se acompañó de la difusión de sus ideas. El error de Descartes sigue ahí vivito y coleando en las doctrinas de los neurólogos. Se estudia la materia, sus componentes, pero no interesa cómo se mueve y cómo percibe por sí misma. Se supone que *algo*, llámese alma, espíritu vital o "psique" completa el proceso. Los neurólogos y los psiquiatras deberían interesarse por las neuronas como continentes y como contenidos. Deberían ser *neuronólogos*.

Perdone este desahogo emocional.

—Le comprendo doctor.

—Bien. Volvamos a nuestra tarea. Ha planteado la interesante cuestión del diálogo cerebro-individuo-cerebro-individuo... es decir, la pescadilla que se muerde la cola... y... engorda y crece al hacerlo.

—No se corte. ¡Ánimo!

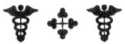

16 La pescadilla que se muerde la cola

... La alumna ha entendido. Su rostro muestra ya la expresión inconfundible del interés por lo que escucha. Empieza a vislumbrar cierta esperanza de que se disuelva la pesadilla y se desenrolle la pescadilla. El neurólogo, perdón, *neuronólogo*, también expresa confianza en su rostro. Ha conseguido el primer objetivo: la alumna ha comprendido y, probablemente, cree en lo que ha escuchado. La alumna sigue deseando, sin embargo, que llegue ya la explicación sobre lo que puede hacer la próxima vez que aparezca una crisis, aunque se huele que el *neuronólogo* la deje sola en el momento definitivo de hacer *algo*. ¿Pensar, reflexionar, imaginar, aprender, racionalizar...? Son verbos etéreos. No tienen materialidad. No contienen ninguna acción. No acaba de creer que se pueda hacer *algo* sin hacer nada. ¿O sí? Los humanos nos distinguimos por nuestra habilidad manual. Sabemos hacer cosas que nos resuelven problemas. Claro que también tenemos cabeza, pero, ¿para qué sirve la cabeza en una migraña, sino para generar dolor? El neuronólogo insiste en que la solución está al alcance de... la mano... aunque para él mano quiere decir cerebro. Pensar es hacer, cambiar los sucesos representándolos en el interior de la cabeza... Casi está deseando tener una crisis para ver qué pasa. Quizás podría con su cerebro, aunque no sabría bien qué hacer,

¡perdón! decir para convencerle. Claro que, primero, tiene que estar convencida ella misma de que las ideas que, al parecer, mueven la migraña, no son correctas. De otro modo aparece la pescadilla...

—Supongo que yo formo parte de la pescadilla. ¿Con qué parte me identifica? ¿Con la cabeza? ¿Con la cola?

—Depende. Cuando comienza el proceso usted es la cola. Todo lo que decide hacer es opinar sobre lo que su cerebro le ha sugerido previamente como tema de conversación. Él inicia los debates y usted colabora en su desarrollo. El problema reside en el grado de acuerdo o desacuerdo entre "los dos". El cerebro puede empujar el columpio y usted puede colaborar para que oscile cada vez con mayor desplazamiento o neutralizarlo.

El cerebro actúa, dentro de las funciones del sentido del peligro, como un sistema predictivo. Los padres también tienen desarrollado el sentido del peligro y hacen continuamente predicciones sobre lo que puede sucederles a sus hijos. La consideración de peligro la inician siempre los padres, que, no pierden ojo a sus retoños mientras estos juegan. ¡Ten cuidado, te puedes caer, agárrate! ¡Ven a merendar! ¡Bebe un poco de agua! ¡Te vas a enfriar! ¡No cojas eso, que está sucio! ¡Ven a lavarte las manos! Si los padres consiguen contagiar su temor al niño, éste obedecerá y se conducirá de la forma que desean sus padres: se agarrará, pedirá la merienda y se limpiará las manos —incluso obsesivamente—. Ya le he dicho antes que las percepciones son invitaciones a una conducta.

—Bien. Comienzo a sentir una inquietud, *algo* que me anuncia que la crisis de migraña anda cerca. ¿Qué le digo a mi cerebro? ¿"tranquilo cerebro, que no pasa nada... no me fastidies precisamente hoy, que tengo cena de despedida... sé amable conmigo"?

—No suena mal, pero no se trata de decir frases mágicas o rezar letanías para no tener migraña, sino de conseguir convicciones sobre los conceptos. Debe aprender a valorar en su justa medida la importancia de una convicción. No deje que su cerebro se pueble de cualquier tipo de explicación. Una vez construidas las convicciones, actúan automáticamente. Cuando conducimos lo hacemos sin reflexionar continuamente sobre las órdenes que debemos dar a los pies. La concentración sólo es necesaria al comenzar las prácticas. Tiene que conseguir cambiar la red de convicciones para que se modifiquen las conexiones entre sus neuronas.

Las ideas generan señales eléctricas, encienden y apagan sensores, etc. Por supuesto también producen cambios químicos. Debe confiar en el poder de las convicciones. Respételas y construya sólidos argumentos que mantengan un alto grado de confianza en que en su cabeza no sucede nada, pero su cerebro está actuando como si fuera a suceder. Aunque usted no sea consciente de ello, en cada crisis de migraña el diálogo entre usted y su cerebro está abierto. Lo que sucede es que habitualmente está automatizado y se produce siempre en los mismos términos. Usted no hace, sino dar la razón a los planteamientos alarmistas de los archivos cerebrales. Si no modifica sus convencimientos no cambiará nada. Sea usted cabeza o cola de la pescadilla da lo mismo. Debe ser la parte que trabaja para que el debate en torno al peligro que corre su cabeza en ese momento, es decir, ninguno, vaya inclinándose hacia la sensatez. La pescadilla debe desaparecer según se va comiendo a sí misma. Tiene que llevar la contraria a lo que su cerebro le sugiere. No tiene razón.

Una paciente, perdón, una alumna mía, padecía frecuentes e insoportables migrañas. Como sucede con frecuencia, tendían a ser especialmente inoportunas y se presentaban cuando se disponía a desarrollar algún plan apetecido —cena, excursión... —. Había quedado un día con unos amigos para ir al monte, una actividad que le apasionaba, pero, por motivos que ignoro, la idea no parecía agradar a su cerebro: en varias ocasiones se había despertado con migraña el día de la excursión y había tenido que suspenderla. Otras veces se armaba de valor, no comentaba nada sobre su situación y se ponía en marcha. En este caso, la migraña ganaba siempre la batalla y, al final, tenían que volver todos a casa, compadecidos de la pobre excursionista, sometida a la tortura del dolor y los vómitos y, por si no fuera bastante, a la vergüenza de haber estropeado los planes del grupo otra vez. Después de estar en la consulta y comprender perfectamente la situación decidió plantar cara a su cerebro si volvía a producirse el conflicto. Efectivamente, así fue. Se despertó con el aviso de migraña, pero no dijo nada. Se encontró con los amigos y emprendió la marcha con más brío que el normal hasta el punto de que sus compañeros de excursión se sorprendieron. Según daba los pasos mantenía una reflexión sobre normalidad en su cabeza y despropósito de su cerebro. Poco a poco el dolor fue desapareciendo y pudo hacer la excursión normalmente.

Si esta alumna se hubiera dejado llevar por los temores de su cerebro habría acabado en casa, en un cuarto oscuro, con dolor y vomitando. Al plantar cara a la situación no sólo consiguió ir de excursión y librarse de la migraña, sino también que su cerebro viera que no había pasado nada. Los dos aprendieron con la experiencia.

—El cerebro de esa chica en el fondo era razonable y aceptó las nuevas ideas. No estoy segura de que el mío sea así.

—Eso no lo sabemos. Lo descubrirá con el tiempo. Hay alumnas que se plantan al cerebro y, sin embargo, fracasan; otras sólo consiguen resultados parciales. Un porcentaje considerable tiene éxito. Recuerde que hablamos de cuestiones de aprendizaje. Los resultados de los exámenes varían entre los alumnos, pero generalmente son mejores en los que hacen bien su trabajo. El fracaso está asegurado si el alumno rechaza y desatiende las explicaciones del profe. No se obsesione con las notas. Adquiera conocimiento y olvídese del resultado de los exámenes. El éxito no se asegura sólo con el esfuerzo. Es una condición necesaria, pero no suficiente. El punto fundamental es el de marcar claramente el objetivo. En el caso de la migraña no debe ser el de conseguir quitar el dolor, sino el de dotar a su cerebro de la herramienta adecuada: el conocimiento.

—Aunque no lo crea, desearía tener ahora una migraña para demostrarme que puedo con ella.

—No es bueno desear en exceso algo. No sea tan competitiva. La necesidad de dormir produce a veces insomnio y si hacemos fuerza por dar con un nombre que se nos resiste —lo tenemos en la punta de la lengua— algo se bloquea. Esa obstinación del cerebro de negarnos lo exigido imperiosamente se llama *teoría del proceso irónico*. Las formas son aquí importantes. *No exija nada a su cerebro. Aliméntelo con nuevas ideas.*

Dialogue con él. Utilice la imaginación. Sobre todo, intente mantener sus planes. Siga en el balcón, aunque note mareo. No se agarre al borde de la piscina. Convénzase de que puede flotar. Sólo es cuestión de quitar el miedo al agua... No tome pastillas para flotar...

¿Ha oído hablar de la *copia eferente*?

—Tenga piedad de mi autoestima y no me haga preguntas con respuesta negativa incorporada.

—Perdón. Los neurólogos tampoco han oído hablar de ella, pero, como usted bien intuye, se trata de un concepto importante...

—Estoy segura de ello.

—Si los grillos no dispusieran de *copia eferente* acabarían con dolor de cabeza —si tuvieran cerebro culturizado y expertos—, oyendo todo el día su propio cri-cri y, lo que es más grave, no podrían oír los cri-cris ajenos.

—Hablemos de grillos. Ya nada me sorprende...

17 ¿Oyen los grillos su propio cri-cri?

Copia eferente

... Por un momento la alumna ha vuelto a notar un ligero dolor de cabeza. Ha recriminado suavemente a su cerebro y parece que le ha hecho caso. Lo lógico es que los grillos oigan su cri-cri, piensa. Nosotros también oímos lo que decimos o cantamos. Puede que ese sea el problema: nos oímos demasiado, nos miramos mucho el ombligo. Ello nos impide escuchar, atender el mundo exterior, a los otros. Los grillos, "lógicamente", deben oír su cri-cri, pero... seguro que no lo oyen... Ha descubierto el modo de contestar acertadamente a las preguntas del neuronólogo: "piensa lógicamente y te equivocarás". No hay más que dar la contestación contraria. La consulta le parece algo surrealista o quizás... ¿hiperrealista? ¿La biología no tiene lógica? El neuronólogo hace un gesto —algo molesto para la alumna— de satisfacción. Ha comprobado que la alumna no ha oído hablar, claro, de la copia esa...

—El cerebro trabaja de memoria. Desde que el embrión dispone de fibras musculares que reciben órdenes para contraerse y neuronas con sensores de varios tipos que detectan los estímulos generados por las contracciones, los centros neuronales van construyendo un registro que integra las órdenes dadas a los músculos y los efectos que producen en el organismo. Esto permite que el cerebro conozca de antemano qué va a suceder cuando da una orden. Cuando baja usted por las escaleras de su casa el cerebro sabe qué estímulos se van a producir en la piel, los músculos, los tendones y las articulaciones cuando se ejecuta la acción programada. *Este anticipo del registro de los efectos producidos por las acciones es lo que se llama copia eferente.*

—No acabo de entenderlo. ¿Podría intentarlo otra vez?

—Por supuesto. Imagine que quiere coger un libro de una estantería. El cerebro prepara y activa el programa motor que desplaza su mano hasta el libro. Al ejecutar la acción se contraen unos músculos, se estiran otros... hay que hacer un esfuerzo considerable para elevar el peso del brazo. Todos los sensores mecánicos del brazo, del antebrazo y de la mano detectan las tensiones y envían señales que contienen información sobre el desarrollo de la acción. Estas señales son conocidas de antemano ya que esta misma acción ha sido ejecutada en muchas ocasiones y sus consecuencias están memorizadas, pueden ser anticipadas, esperadas. Si usted pisa el acelerador del coche puede predecir una serie de efectos. A su cerebro le llegarán señales de sensores mecánicos de músculos, tendones y articulaciones, de aceleración en el oído interno o de una mayor velocidad de desplazamiento de la imagen de los árboles en su retina. Todas estas variaciones generadas por la orden cerebral de acelerar, es decir, pisar el pedal, pueden ser anticipadas. Si usted pone un CD para disfrutar de su versión favorita de una determinada obra musical, puede anticipar lo que va a ver y oír. Esa anticipación le hace disfrutar con más intensidad. Si del CD surge otra música se sorprenderá y comenzará a hacerse preguntas. Si al pisar el acelerador no aumenta la velocidad también se sorprenderá y se interrogará.

La copia eferente es una copia de la orden motora que se da a los músculos y que activa el registro de los efectos inmediatos que se van a producir. Así el cerebro que recibe las señales de estos efectos puede comprobar que se produce lo esperado... "Eferente" quiere decir "de salida". Los estímulos entran —input— y las órdenes salen —output—. Es una copia de la orden de salida.

—Creo que he entendido. Siga, por favor.

—Al saber por anticipado lo que va a suceder al dar una orden, el cerebro puede tomar decisiones variables: si los efectos no son relevantes, si no tienen interés, se ignoran; son filtrados. La mayoría de los estímulos que se generan cuando nos movemos no los percibimos si son predecibles y carecen de interés; sólo nos percatamos de los efectos significativos y/o novedosos.

Cada punto del organismo está sembrado de sensores que se estimulan constantemente, estemos quietos o nos movamos. Todos los flujos de señales que generan pueden anticiparse y filtrarse —si no interesan— y, en condiciones normales —si no hay lesión ni estamos alertas—, no producen sensaciones. Al contrario, si todo lo que puede suceder tiene importancia, real o teórica, se potencia su percepción. Al anticipar el curso de la melodía disfrutamos más con la audición de la grabación: en este caso la copia eferente sensibiliza, amplifica.

—Supongo que en la migraña todos los efectos que producen mis acciones están amplificados: no soporto los ruidos, los olores, las luces... ni siquiera mi propio pensamiento. Los puedo anticipar, pero no se filtran y se vuelven insoportables.

—Efectivamente. En un estado de alerta por previsión de peligro en la cabeza, cualquier acción suya puede tener consecuencias y todos los estímulos que se generan con su conducta son, por lo tanto, potencialmente relevantes, peligrosos. La copia eferente en este caso no sirve para filtrar. Eso sería una temeridad. Un vigilante no debe irse a comer el bocadillo cuando está previsto un robo.

En la crisis migrañosa el cerebro anticipa los registros de anteriores crisis y predice que pueden llegar una serie de estímulos desde los sensores de daño de la cabeza. Al estar estos en alerta —sensores dormidos activados—, al igual que las líneas que transportan sus señales, llega falsa información de daño que hace aflorar la percepción de dolor. Lo anticipado parece cumplirse y se instaura el círculo vicioso: la pescadilla se curva, se muerde la cola y comienza a engordar la estructura fóbica. Cualquier movimiento de la cabeza intensifica el sufrimiento.

—Utilizando el ejemplo de la música: alguien —¡mi maldito cerebro! — ha puesto a sonar una versión atroz de música estrepitosa y fea, una música que ya he soportado en otras ocasiones y mis registros de memoria me anticipan y potencian el sufrimiento.

—No se corte...

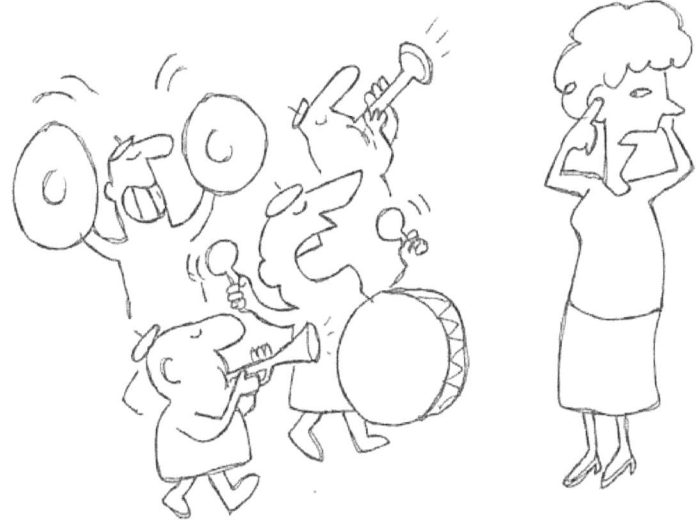

—Lo siento. No se me enfade... pero... no puedo evitar pensar en la solución: ¿qué puedo hacer para que deje de sonar esa horrible música? ¿Ponerme tapones en los oídos? ¿Hacer como que no está sonando? ¿Ponerme a cantar más fuerte? ¿Relajarme y "disfrutar" del concierto?

—Recuerde que usted forma parte de esa interpretación. Es un miembro de la orquesta, o, si lo prefiere, es la directora o puede serlo. Si se tapa los oídos o canta fuerte la cosa no mejora. Debe coger la batuta y dirigir, corregir.

—Usted lo soluciona todo con ejemplos. La realidad es muy distinta. Es fácil decir: coja la batuta y dirija, pero puede que los músicos ni siquiera miren al director y aquello no cambia.

—Los ejemplos son la herramienta básica para transmitir información al cerebro. No los infravalore ni los desprecie.

Tampoco infravalore su capacidad para dirigir su orquesta cerebral. No podemos predecir los resultados. Lo que está claro es que esa espantosa orquesta necesita una dirección adecuada. No sólo eso: alguien tiene que afinar los instrumentos, alguien tiene que decir a los músicos que miren al director, que atiendan sus consejos. Deben tocar todos la misma obra.

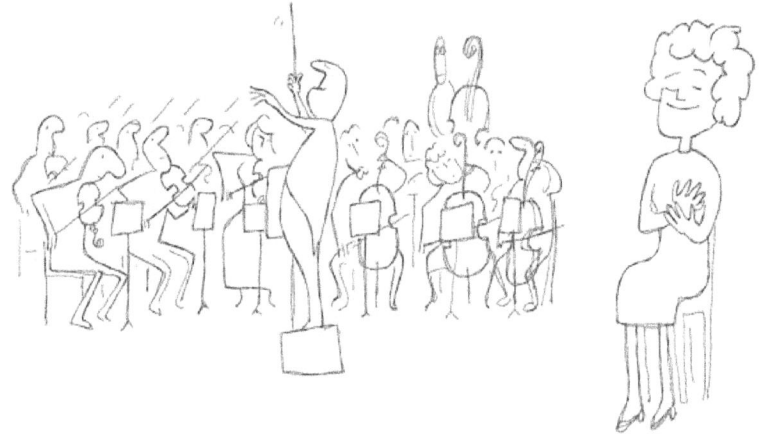

—No sé si se me da bien la dirección de orquesta.
—Los músicos son las ideas, las convicciones, los temores. El cerebro ejecuta el programa de la crisis migrañosa siguiendo la partitura de sus valoraciones, de sus creencias. Corrija las ideas, los temores, las incertidumbres... todo aquello que pueda alimentar la valoración de peligro. Racionalice las amenazas. Recibir el reconfortante calorcillo del sol no destruye el cerebro... Ponga sensatez biológica en sus archivos. Líbrese de ideas-virus. Enfréntese a la irracionalidad de la fobia.
—¡Qué fácil es decirlo...!

—Los grillos, a todo esto, no oyen su cri-cri. No están complaciéndose en su discurso. La acción de frotar con su pata el ala, justo al lado de su órgano sensorial, crearía un ruido de aproximadamente 100 decibelios. Al disponer de un registro anticipado de los estímulos que produce su propio movimiento, puede filtrarlos y así sólo oye los cri-cris ajenos. La copia eferente de la orden de frotar la pata con el ala, le libera de la tortura de escucharse a sí mismo. Una crisis de migraña en un grillo haría su vida insoportable. No tendría más opción que dejar de ser grillo, es decir, dejar de cantar. ¿Sabía que los pacientes con esquizofrenia pueden hacerse cosquillas a sí mismos?

—Naturalmente que no.

—No construyen bien los registros de lo propio, de lo que sucede por decisiones propias y confunden la autoría de sus decisiones. No tienen bien organizada la función del "yo". No saben que su cri-cri lo producen ellos. Ello impide anticipar y filtrar los efectos del rascado sobre su propia planta del pie. El cerebro interpreta que hay algún parásito. Como sabe que no es cierto, le produce risa. Cuando sabemos que un relato trágico es falso nos produce risa. El inicio de una crisis migrañosa por parte de su cerebro tendría que producirle también risa si consigue convencerse profundamente de que nada de lo que se sugiere es real.

—No le veo la gracia.

—No se enfade. Era un comentario técnico, sin ánimo de reírme de usted. El migrañoso no puede hacerse cosquillas a sí mismo, pero sí puede producirse dolor sin necesidad de hacerse daño: basta con mover la cabeza, oír, ver, oler... Cualquier estímulo inofensivo le genera dolor. Tiene *alodinia*. Sería, en cierto modo, el equivalente a las cosquillas.

—¿Perdón?

—Alodinia: dolor al aplicar un estímulo inofensivo, miedo a que todo pueda resultar peligroso.

—No sabía que tenía una cosa tan rara, pero así es. No soporto nada.

—Hablemos un poco más de la alodinia...

—Me encantan las novedades...

18 Alodinia

... A los médicos les gustan los términos raros: *alodinia*. Los pacientes dicen: "todo me hace daño". Suena muy raro cambiarlo por: "tengo alodinia". La alumna está dispuesta a cambiar su vocabulario para obtener más precisión en la interpretación de lo que le sucede realmente, pero, como sucede con lo de la "inflamación neurógena" y la propuesta de llamarla aún de forma más rara: "alerta nociceptiva", la puede convertir en una cursi. Decide no llamar a las cosas por su nombre técnico, sino por su denominación vulgar, callejera. Recuerda que un médico le dijo una vez que tenía "cefalea". Llegó a pensar que por fin alguien había encontrado el diagnóstico correcto. Sonaba a enfermedad rara. Finalmente se enteró de que cefalea quiere decir: "dolor de cabeza" y no pudo evitar sentirse decepcionada una vez más...

—La alerta nociceptiva es el proceso fundamental de la migraña, como bien sabe o debería saber ya.

—Lo sé, lo sé. No se preocupe: inflamación neurógena que no es inflamación etc. Siga…

—¡Bravo!

—No nos infravalore a los de letras...

—En absoluto. Ya sabe... La redundancia.

—No redunde con lo de la redundancia.

—Todas las precauciones son pocas. Como le decía, la alerta nociceptiva o alerta de nocividad, el miedo a que *algo* suceda en la cabeza, *algo* que pueda ocasionar la muerte violenta, la necrosis, dentro y fuera de ella, activa el programa electrónico de emergencia: los "sensores dormidos", un tipo de sensores capaces de generar señales de daño obviamente sólo si se les despierta, aumentan con su presencia la población de "micrófonos" de la cabeza.

Lo que debería despertar a los sensores del retén es la activación de la inflamación, la cual, a su vez, se pone en marcha por la presencia de señales de necrosis, pero aun en ausencia de señales de daño, basta la valoración de peligro por parte del cerebro para que se traslade la preocupación a la zona bajo sospecha y se produzca allí la liberación de unas moléculas llamadas SP —sustancia P— y CGRP —péptido relacionado con el gen de la calcitonina—. Estas sustancias están almacenadas y preparadas para ser liberadas en las terminaciones de los nervios.

—¡Tenga piedad doctor! ¡No me obligue a aprenderme siglas!

—No lo haga si no quiere, pero luego no se lamente si le dicen que tiene usted aumentada la SP —la sustancia P—, o el CGRP —el péptido relacionado con el gen de la calcitonina—. Si no sabe lo que es, a lo mejor le convencen de que está enferma: "le sube la SP y el CGRP". No deje palabras ni siglas sueltas. Exija explicaciones. De todas formas, tampoco se trata de algo fundamental. Ni siquiera se ponen los sabios de acuerdo sobre si suben o no suben. El caso es que, si el cerebro activa el plan de alerta, da órdenes que sensibilizan los circuitos del daño en la cabeza y la convierten en un lugar con alodinia, es decir, con una conversión en dolor de cualquier estímulo.

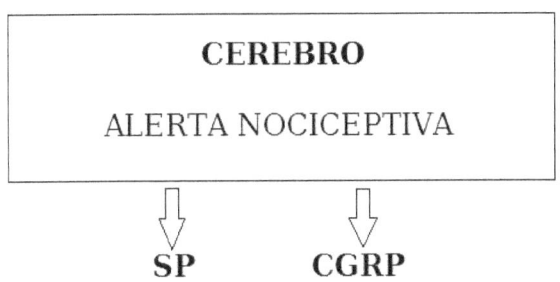

(amplificación de señal de sensores)

—Bien. Haré un esfuerzo. Me dijeron una vez que tenía cefalea y pensé que tenía una enfermedad rara... cefalea... migraña... jaqueca... alerta nociceptiva... y ahora... ¡alodinia! Me resigno... Tengo de todo...

—Lo importante es que retenga la idea: el cerebro está preocupado y eso produce automáticamente la liberación de unas sustancias —SP y CGRP— que despiertan a los sensores dormidos en la zona bajo sospecha, en este caso, su cabeza. De esa manera cualquier estímulo que antes no generaba señales de peligro ahora sí lo hace, porque existen más micrófonos en la zona. La liberación de SP y CGRP se produce no sólo en la migraña, sino en cualquier situación en la que el cerebro decide alertar —asma, dermatitis atópica, "artrosis"...—. Puede que, a partir de ese momento empiece a notar un leve dolor que no anuncia nada bueno... Lógicamente, cualquier mínimo episodio de necrosis produce inmediatamente la liberación de SP y CGRP en la zona, con independencia de lo que el cerebro esté valorando en ese momento.

—SP, CGRP... SP, CGRP... SP, CGRP... Creo que ya lo tengo. Bien: me sube la SP y el CGRP en la cabeza y por eso me empieza a doler... ¿Qué hago? ¡Perdón! No volverá a suceder. Siga.

—Además de subir —supongamos que sea así— la SP y el CGRP, la alerta nociceptiva abre las líneas telefónicas que cubren la información de los episodios de necrosis. Los opiáceos endógenos, es decir, los fabricados por el propio organismo, los que la gente llama "endorfinas", ponen habitualmente una sordina, un filtro, a estas líneas. En el estado de alerta disminuye su liberación por lo que cesa el efecto sordina. Esta reducción de opiáceos y el aumento de señales procedentes de los "micrófonos" facilita —amplifica— el tráfico de señales desde la zona bajo sospecha hacia el cerebro. Este ha organizado la alerta luego es lógico que quiera estar bien informado. Naturalmente si usted se quita los tapones de los oídos oirá todo con más volumen o, si se quita la ropa tendrá más frío. Habitualmente tenemos los tapones y la ropa puestos. Si el cerebro nos los quita, sin darnos cuenta, pensamos que ha sucedido *algo*. No somos conscientes de que, simplemente, oímos mejor sin tapones y tenemos más frío sin ropa. En realidad, el cerebro quiere que oigamos y sintamos la temperatura real. No sólo eso, sino que, además de quitarle los tapones, le pone un amplificador como los que llevan los sordos, es decir, libera una sustancia la *colecistoquinina*, que sería la contraria a la morfina, para que lleguen más señales de peligro al cerebro y, por tanto, más dolor a usted.

—Si mi cerebro me quita los analgésicos internos, las "endorfinas", y, además, me pone esa otra sustancia rara... ¿?

—Colecistoquinina.

—Como se llame. No creo que me la aprenda, pero ¿qué hay de malo en que alguien me los vuelva a poner desde fuera? Si la tensión sube, los hipotensores la devuelven a su cifra correcta, si no hay insulina se administra con una jeringuilla, si el cerebro me quita los analgésicos usted, por ejemplo, me los receta... Supongo que tenemos también tapones y ropa para suplir los que el cerebro nos ha quitado.

—Teóricamente tiene usted razón, pero aportar ayuda exterior sólo es eficaz si el cerebro juzga que esa acción elimina el peligro de la zona. No es buena idea calmar al cerebro engañándole. Es mejor calmarle haciéndole ver que no pasa nada. Cualquier cosa que usted haga puede obtener el mismo resultado si el cerebro piensa que esa acción ahuyenta el peligro. Puede incluso engañarle con una falsa medicación: una cápsula vacía, una inyección de suero fisiológico o una infusión de cualquier brebaje mágico.

—Creo que se refiere usted al placebo ¿no? He oído que a los niños y a los abuelos se les puede engañar diciéndoles que les damos un medicamento y, en realidad no les damos nada. Eso les deja tranquilos y dejan de quejarse.

—No es un efecto exclusivo de niños y abuelos, aunque sí es verdad que los niños tienen una respuesta más potente al engaño que los adultos. Es lógico. Están en plena fase de cargar cándidamente el cerebro con lo que les cuentan sus instructores. Ya sabe: los Reyes Magos... y otras cuestiones. El tema del placebo es muy importante, pero prefiero dejarlo para más adelante. Hablaremos no sólo del placebo, sino del *nocebo*.

—¡Otra palabreja!

—Sin duda, pero también importante. Volviendo a los opiáceos endógenos —ya sabe, las "endorfinas"—: en el estado de alerta, el cerebro reduce su liberación en la cabeza, quita los tapones del oído y eso hace que cualquier estímulo nos resulte más molesto. Tenemos alodinia. Este proceso es normal cuando se ha producido necrosis. No podemos ni siquiera tocar la zona lesionada. La alodinia la protege.

Además de la SP y CGRP ("inflamación neurógena" o alerta nociceptiva— y la supresión de endorfinas —quitarse los tapones o la ropa— la copia eferente actúa anticipando peligro, potenciando la percepción de lo negativo. Todo ello hace que la información alarmista campe a sus anchas por toda la red amplificándose en cada ida y venida: de arriba-abajo y de abajo-arriba. El circuito del peligro resuena. El dolor no tiene contención. Crece sin límite hasta hacerse insoportable. Usted se limita a inyectar temor y a protegerse buscando un lugar oscuro y silencioso tras tomarse el "calmante". Su cerebro le ha mandado al refugio por previsión de bombardeo. Naturalmente, los cielos están despejados y los demás ciudadanos continúan confiados con sus actividades en casa o en la calle...

El grupo de Fabrizzio Benedetti, de la Universidad de Turín, ha demostrado que con sugestiones a través de información errónea se consigue que un estímulo táctil inofensivo se vuelva doloroso. Es decir, se consigue la dichosa alodinia con palabras engañosas. Se lo advierto para que las palabras técnicas no le hagan pensar que tiene *algo* raro y anómalo. La alodinia simplemente indica que la zona está alertada y protegida. Ello puede ser debido a que realmente se ha producido un incidente de necrosis o, lo que es más frecuente, a que está en estado de alerta nociceptiva.

—¡Me siento ridícula!

—Me alegra oír ese comentario. Realmente la migraña es una acción bochornosa de nuestro cerebro. Por eso, no debe usted prestarse a esos despropósitos defensivos.

—Y... ¿qué me dice de las náuseas y vómitos? ¿También es el cerebro el que decide que la comida no ofrecía garantías? Según usted todo sucede por un motivo. El cerebro protector siempre vela por nuestra supervivencia. Si me hace vomitar es porque piensa que puedo haber comido *algo* peligroso.

—Así es. Cuando el cerebro no puede interpretar correctamente la situación interna, activa el vómito. Piensa mal y sobrevivirás... Un dolor de muelas no produce arcadas. El dolor raquídeo tampoco. El cerebro no sospecha de la comida como causa en estos casos, por motivos obvios. El programa del vómito se activa justificadamente cuando el cerebro entérico —intestinal— detecta *algo* peligroso —el sentido del daño aplicado a lo que hemos comido— o cuando el cerebro craneal teme que la perturbación que implica la alerta pueda ser debida a que hayamos comido *algo* sospechoso —sentido del peligro aplicado a una situación llena de incertidumbres—. No es el cerebro intestinal el que se equivoca, sino el de la cabeza, el cultural.

—¡No me diga que tenemos dos cerebros, uno en la cabeza y otro en la tripa!

—Se lo confirmo. El cerebro intestinal es una red muy densa de neuronas colocadas a lo largo de todo el tubo digestivo. Tenga en cuenta que el interior del tubo es en realidad exterior, un exterior que entra por la boca y sale por el ano. No le extrañe por eso que esté lleno de gérmenes y tóxicos. En realidad, ese mundo también les pertenece.

El cerebro intestinal es una policía de frontera. Establece controles estrictos y no permite que aquello se desmande. Las bacterias hacen su trabajo: viven de lo que pescan y nosotros nos beneficiamos de los productos de sus trajines metabólicos. Nos beneficiamos mutuamente. En sentido biológico la vida surge de los deshechos ajenos, de sus despojos. Somos la consecuencia de una larga cadena de procesos en los que los seres vivos han aprendido a apreciar lo que otros desprecian y eliminan. El oxígeno es una ventosidad bacteriana, un tóxico. Bien... dejemos esto.

—¡No, por favor, no me deje a medias! Temo los interruptus.

19 ¿No será que has comido *algo* que te ha sentado mal?

... Por si no era bastante con un cerebro para tener problemas, resulta que tenemos dos. La migraña es un despropósito cerebral y digestivo. Comemos productos certificados, esterilizados, pasteurizados, garantizados, perfectamente envasados, preservados... No basta. El cerebro, a pesar de todo, sigue desconfiando de lo que podamos haber comido y no le tiembla el pulso al decidir que debe librarnos de la amenaza oculta en la merluza o en los macarrones. El garantismo, la certificación de todo, no calma los excesos alarmistas del cerebro craneal que acaba ordenando a su colega digestivo que no ande con contemplaciones ante la duda...

—En la migraña se activan los dos cerebros, el de la cabeza y el del aparato digestivo. El organismo es un sistema integrado y reacciona en bloque. Sus componentes colaboran, especialmente en los estados de amenaza —aunque sea infundada como en este caso—. En la crisis el cerebro no se limita a alertar los sensores de las meninges, sino que también se produce la orden de cerrar la entrada de nuevos alimentos o, incluso de eliminar los que ya hayan entrado. Tenga en cuenta que cuando usted come entra algo más que la comida. Bocado a bocado introduce usted el mundo exterior. El cerebro intestinal analizará con lupa todo lo que ha entrado. Pero no es ese el problema: es su cerebro cultural, el que desconfía de todo, el que plantea incertidumbres irracionales.

El cerebro intestinal tiene, a todo esto, tantas neuronas como el de la cabeza. Incluso se han descrito en ellas cambios similares a los del Alzheimer. Las neuronas del cerebro intestinal disponen también del sentido del daño: detectan lo nocivo y, de forma autónoma, deciden librarse del enemigo, sin pedirnos permiso.

Las neuronas del cerebro craneal no detectan los agentes nocivos contenidos en lo comido, pero el cerebro valora lo peligroso utilizando toda la información a su alcance y decide, aun en ausencia de señales de peligro por parte de las neuronas del cerebro intestinal, intervenir y librarse de un contenido intestinal teóricamente amenazante. La diarrea es la consecuencia, bien de una decisión autónoma del cerebro intestinal que ha detectado la presencia de un agente nocivo o de la decisión del cerebro craneal que ha evaluado peligrosidad, muchas veces, sin ningún fundamento biológico. Los gastroenterólogos llaman a esta situación: *colon irritable*. Los neurólogos también hablan de "cabeza irritable" o "cerebro hiperexcitable" para explicar el origen de la crisis migrañosa. La "irritabilidad" no es una condición defectuosa, sino una propiedad fundamental de los seres vivos. Se refiere a la capacidad de detectar variaciones y responder a ellas para proteger y/o recuperar la normalidad. Claro que no todo lo que "irrita" al organismo es irritante. No todas las arañas son venenosas.

—He oído hablar del *colon irritable* y, creo que, por temporadas, mi colon está irritado y eso me resulta irritante. Supongo que "yo" también soy irritable pues, como dice usted, soy un ser vivo y poseo esa propiedad. La migraña será la consecuencia de tanta "irritabilidad". Por lo que he aprendido hasta ahora, deduzco que no son el colon ni la cabeza los responsables: son unos mandados, sometidos a dos poderes o cerebros: el del sentido del daño —cerebro intestinal— y el del sentido del peligro —cerebro craneal—: cerebro biológico y cerebro cultural. En toda esta cuestión yo soy una víctima. ¡Que alguien me ayude!

—Bien. Compruebo con satisfacción que sus comentarios tienen ya enjundia biológica. Lo que quiero que entienda es que nada de lo que sucede en la crisis migrañosa es exclusivo de ella. La migraña es una de las expresiones de la activación absurda, irracional de programas de alerta. Estos programas no sólo están diseñados (¡perdón, seleccionados!) para la cabeza, sino para cualquier otra zona del organismo. La química de la migraña es la misma que la de cualquier otra incidencia de alerta injustificada, sea el colon irritable, la dermatitis atópica, la cistitis intersticial o el asma. Son situaciones que responden a la patología de la toma de decisiones. Lo que las diferencia es el lugar donde se produce la alerta. El cerebro puede equivocarse a la hora de valorar el peligro en cualquier zona del organismo, desde la cabeza a los pies. Vivir en un organismo controlado y protegido por un cerebro equivocado respecto a lo peligroso es un serio problema de salud o, al menos, de sufrimiento. Sigue uno vivo, pero vivir es una tortura. Es una especie de *dictadura cerebral hipocondríaca*. El miedo a la libertad, ya sabe. Es más fácil prohibir, reprimir, castigar sin límite que permitir el riesgo de los errores para facilitar el aprendizaje.

—Los neurólogos prohíben comer chocolate y queso. Por supuesto que nada de alcohol ni tabaco. ¡Qué decir del estrés! A propósito ¿qué me dice de esa palabra?

—¡Cuidado! No meta todo en el mismo saco. El tabaco facilita la aparición de cáncer e infartos y el exceso de alcohol le puede dejar sin hígado ni cerebro y, por tanto, los neurólogos o cualquier otro doctor hacen bien en meterle el miedo en el cuerpo, pero no tienen por qué activar el programa de dolor pues no suponen ninguna amenaza de necrosis inmediata en la cabeza. No es cierto, por tanto que "desencadenan migrañas" por sí mismos, sino —como supongo que ya ha deducido— por lo que el cerebro cree. El queso y el chocolate son alimentos y, como cualquier otro, son bienvenidos si el consumo es razonable. El concepto de "buenos y malos alimentos" es muy cuestionable y matizable.

Respecto al estrés pensaba dedicarle su tiempo, pero ya le llegará el turno. Quisiera insistir un poco más en la idea de que la migraña es una "enfermedad" exclusiva. El *algo* que la produce es, según los neurólogos, una anomalía que afecta únicamente a la cabeza. No hay ningún argumento para defender la tesis de la anomalía exclusiva, salvo que las meninges sólo están en la cabeza, obviamente. La alerta de la cabeza implica los mismos cambios químicos y electrónicos que la alerta en el codo —*epicondilitis*—, la piel —*dermatitis atópica*—, el colon —*colon irritable*— o el aparato locomotor —*fibromialgia*—. Lo que diferencia a estas "enfermedades" es la diana de la alerta. Lógicamente lo que hace que el cerebro tenga miedo a lo que pase en la cabeza está influido por la información sobre cabezas y lo que atemoriza sobre el estado de nuestro huesos, músculos y articulaciones se expresa a través de la restricción del movimiento con dolor, cansancio y contracturas, estando influido, lógicamente, por las informaciones sobre aparato locomotor.

No es extraño que, en muchas ocasiones, se den juntas varias "enfermedades", por ejemplo, migraña, fibromialgia y colon irritable. Se trata de un cerebro preocupado por la vulnerabilidad de varias zonas. Imagine lo que es una vida con un cerebro así.

—No tengo que imaginar nada. He sufrido mucho tiempo a mi cerebro. Espero que esto empiece a cambiar a partir de ahora. Supongo que me autoriza un poco de esperanza... o ¿también le molesta al cerebro la esperanza?

—Siempre hay que andar con cuidado. El cerebro asustadizo le contagia el miedo y el cerebro incauto se traga las ofertas de los terapeutas. Espera, desea creer, que son útiles. No habría efecto placebo sin esperanza cerebral. Sin embargo, no le recomiendo que cultive la esperanza. Nos desvía del afrontamiento eficaz de los hechos reales. Desconfíe de ella. Es como esperar a que le toque a uno la lotería. Al final, cuando no se produce lo esperado, aparece una consecuencia lógica y demasiado frecuente de la esperanza: la desesperanza. Confíe en su trabajo.

Piense, estudie, imagine, trabaje... a propósito ¿qué entiende usted por trabajar?

—Le creo capaz de intentar darme lecciones sobre este tema, pero le puedo asegurar que sé muy bien lo que es trabajar. Puede que el dolor de ahora tenga *algo* que ver con lo que he trabajado a lo largo de mi vida. Puede que me tome las cosas demasiado a pecho.

—No dudo de que se ha esforzado y ha superado todo tipo de penosidades. No esté tan segura de que siempre que se ha esforzado haya trabajado.

—Me lo temía. Le escucho.

—En los diccionarios, el término de trabajo admite multitud de interpretaciones. Sólo me interesa la interpretación de los físicos: por ejemplo, esta: *"el producto de la fuerza y la distancia recorrida por el punto de aplicación en la dirección de la fuerza..."*.

—Le recuerdo...

—Ya sé que es de Letras. Antes no existían esas separaciones entre las ciencias y las letras. Los sabios eran filósofos y físicos. El concepto importante del término trabajo es el de movimiento. La energía que usted invierte en su esfuerzo debe producir un movimiento en la dirección que usted desea para que podamos aceptar que realmente ha trabajado. Si usted aplica su energía a escucharme, pero no se produce ningún movimiento en sus ideas, en sus creencias, no habrá trabajado. Sólo se habrá esforzado, haciendo como que escucha un aburrido e indignante discurso. Por eso es tan importante escoger bien los objetivos y los procedimientos. Deben garantizar que el esfuerzo aplicado genera una variación en la dirección deseada. La esperanza no produce trabajo por sí misma. Puede que incluso sea un serio obstáculo para avanzar en un rumbo deseado.

¿Dónde estábamos?

—No tengo ni idea. Me estaba presentando al otro cerebro, al aliado digestivo, el cerebro intestinal, pero luego se ha puesto a darme lecciones sobre lo que es trabajar... Usted verá.

—Pues eso, quería hacerle ver que en la migraña se activan varios programas defensivos: 1) el programa dolor que le presiona para que deje de hacer lo que está haciendo y no estimule la cabeza; 2) el programa de limpieza digestiva por si todo el barullo interno es producido por *algo* que no debía haber comido y 3) el programa de intolerancia a los estímulos —ruidos, luces, sonidos— que representan el mundo exterior, que para usted está prohibido mientras persiste el estado de amenaza. También me interesa que se dé cuenta de lo importante que es el concepto de trabajo que incluye fijar un objetivo adecuado y esforzarse por conseguirlo. El esfuerzo es necesario, pero debe producir un movimiento en la dirección apropiada. El movimiento debe producirse en el terreno de sus convicciones: si no cambian no habrá trabajado, y, por supuesto, yo tampoco. El objetivo, por tanto, no debe ser el de neutralizar el dolor, sino la mala información, sustituirla por conocimiento sobre la biología de la crisis migrañosa.

Usted no ha trabajado, hasta ahora, en el tema de la migraña. Las ideas de los neurólogos son las que han trabajado y progresado en su cerebro. A ellas les va bien. Usted se ha limitado a esforzarse, a buscar las causas de las listas de sospechosos que le han facilitado y las de soluciones ofrecidas. Su esfuerzo ha producido trabajo, pero en el sentido contrario a su objetivo: en realidad se trata de un "anti-trabajo". *Su esperanza en encontrar los orígenes y las soluciones ha generado al final, des-esperanza.* Ha caminado en sentido contrario, en el que le han indicado. Ha colaborado inconscientemente con las ideas responsables de su migraña. Ha prestado su terreno cerebral para que se cultiven. Usted pierde, la migraña gana.

—No tengo ninguna duda de que he sido una perdedora en este tema, pero no sólo ha ganado la migraña. Supongo que hay muchos más beneficiados en este río revuelto. Hay muchos pescadores y tengo la sensación de que me ha correspondido el papel de pez que ha picado el anzuelo...

—Me lo ha quitado de la boca. Más cuestiones...

—Eso se lo dejo a usted.

—Bien. Podríamos hablar del proceso de la toma de decisión, la función más difícil e importante del trajín de nuestras neuronas.

20 El parlamento neuronal

... La alumna va familiarizándose con las ideas y las palabras. De su cerebro surgen ejemplos, metáforas. Es buena señal. *El cerebro es un constructor de metáforas.* Busca siempre la similitud entre los sucesos, las regularidades: un corazón es como una bomba de presión. No exactamente: un corazón ¡es! una bomba de presión. El riñón filtra la sangre, la caja torácica es un fuelle, el sistema inmune es un cuerpo de policía que detecta y elimina mala-gente. Bueno, a veces también se ceba con la buena. Ella es un pez que ha mordido un anzuelo cultural... el cerebro es... algo así como... No acaba de disponer de una metáfora fácil. El cerebro existe; eso le ha quedado claro. Forma parte del organismo. No es *algo* etéreo, intangible, espiritual, psicológico ni energético. Es un terreno donde se cultivan ideas que siembra la cultura... a veces malas hierbas. Ha aprendido a verlo como un componente físico, como el hígado, el páncreas o el bazo. Todas las células son individuos complejos que realizan un trabajo —ellas sí trabajan— extraordinario. ¿Por qué si todas y cada una de las células son extraordinarias máquinas de precisión, a ella le va tan mal? La culpa, como en todo, es del gobierno. Puede que haya partidos políticos en el cerebro, partidos que se disputan el poder para tomar decisiones. Propaganda electoral, promesas electorales... No puede contener su reflexión y le da salida al exterior...

—Quizás le parezca una tontería, pero... ¿las neuronas se organizan como partidos políticos o *algo* así?

—Por supuesto. El organismo es, como dice Jesús Mosterín, una república de células. Las decisiones del Parlamento Neuronal se toman tras continuos debates entre asambleas de neuronas que optan por promover una conducta y las de la oposición que promueven la contraria. Le felicito por la metáfora.

—Creo que me ha contado la imagen de otra alumna suya que comparaba a su cerebro con un ángel y un demonio que discuten siempre entre ellos. Lo mismo que los religiosos nos hablan de los buenos y los malos, los políticos nos hablan de la *Izquierda* y la *Derecha*. ¿Existe *algo* así en el cerebro? Las neuronas de izquierdas y las de derechas...

—No anda del todo descaminada. Existe el cerebro derecho y el cerebro izquierdo. Se ha hablado mucho de la lateralización, de las diferencias entre el modo de actuar del cerebro derecho y el izquierdo. El cerebro derecho creativo, integrador y el izquierdo racional, analítico. Es complicado y arriesgado hacer comparaciones entre lo que hace el organismo humano y lo que hacemos los individuos.

Con relación al tema que nos ocupa, podríamos decir que existe un cerebro conservador, evitador de daño, temeroso de la necrosis, interesado en considerar toda la información que nos alerta sobre el peligro, el cerebro-*almeja*, que ante cualquier señal sospechosa activa el programa defensivo y existe también el cerebro explorador, cerebro-*lince*, dispuesto a aceptar el riesgo o incluso a buscarlo, un cerebro que necesita la novedad. Digamos que ambos estilos o tendencias cerebrales existen en cada uno de nosotros, pero en una proporción variable. Ante cualquier situación de peligro potencial se produce una especie de debate entre tendencias conservadoras, alarmistas y las que defienden lo que usted estaba haciendo. Si tuviéramos que identificar la derecha y la izquierda con los dos tipos cerebrales, parece que el cerebro derecho es más bien evitador y el izquierdo más dispuesto a explorar. A las neuronas les interesa ganar las batallas parlamentarias. El tener razón, el participar en las decisiones tomadas, mantiene la salud neuronal. El premio Nobel Gerald Edelman habla, por ello, de *darwinismo neuronal*, de competición para sobrevivir, de selección neuronal.

Hay una regla de oro en las disputas de los circuitos neuronales: *el ganador se queda con todo*. Una vez celebrado el debate, el circuito ganador obtiene su objetivo y el resto de las asambleas neuronales no rechista. Si el resultado es un empate, si las dos propuestas son válidas, el cerebro alterna la decisión, la hace oscilar. Vea la famosa imagen de la señorita y/o la anciana: no podrá impedir ver alternativamente una señorita y/o una anciana: las dos opciones son posibles. El cerebro es ambiguo si la realidad también lo es. En la migraña ganan los circuitos

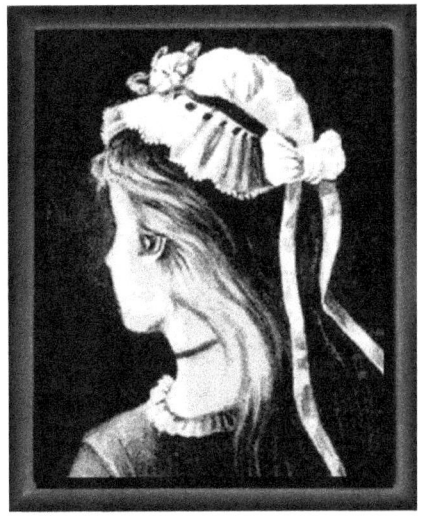

del miedo, la valoración de un nuevo episodio similar a los anteriores. Lo temido se confirma —erróneamente— y se refuerza.

Puede preguntarme sobre lo que puede hacer usted para invertir la situación. Anímese.

—¡Ya era hora! ¿Qué puedo hacer para invertir esta situación kafkiana en la que el futuro ya está determinado por las predicciones alarmistas de mi cerebro?

—Esperaba que una vez construida la pregunta y con todo lo que hemos hablado hasta ahora, tendría ya la respuesta. Atrévase a dar con la fórmula.

—Supongo que debo utilizar los argumentos que usted ha expuesto para convencer a las neuronas del partido-bisagra, las del partido liberal, para que inclinen la balanza hacia la opción de ¡tranquilo cerebro; no va a pasar nada en la cabeza! ¡Tu memoria de futuro no es correcta!

—Trabaje un poco más.

—No dispongo de la observación de lo que realmente está pasando en el interior de la cabeza. Eso sería un golpe de efecto para mi cerebro. No veo lo que sucede, pero... creo... ¿o no?... que no está pasando... que no va a pasar nada. El partido con más poder, el circuito del miedo trata de imponer su valoración. La oposición soy yo y debo rebatir, con argumentos que debo creer previamente, la tesis absurda de que la cabeza está en peligro. Cuando siento-presiento que viene la migraña se ha iniciado el debate. Me empieza a doler la cabeza luego ha comenzado el partido con un desarrollo favorable a la tesis del partido alarmista, aunque desconozco cuál es la diferencia de votos... *el que gana se queda con todo...* Ahora intervengo yo: mi conocimiento recién adquirido debe frenar la tendencia e invertirla. El argumento clave debe ser: la decisión de activar la alarma en la cabeza no sólo es innecesaria, sino resulta absolutamente insufrible para mí y perjudicial, en definitiva, para los intereses generales del organismo. El dolor viene y va, la señorita, la anciana, la señorita, otra vez la anciana...

—¡Espléndido! ¡Buen tra-ba-jo! Conseguirá convencer a su cerebro alarmista con argumentos. El cerebro alarmista está enfriado o calentado por el cerebro racional, que será su valedor, quien más atentamente considere sus razones recién adquiridas. Soy moderadamente optimista. Puede que la cordura esté instalándose en su cerebro. Vuelva dentro de un mes y me cuenta ya alguna sesión del Parlamento y su resultado.

¡Suerte!

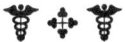

21 El cerebro... ¡existe!

... El neuronólogo se queda con la residente a comentar el caso. Es el primer día que está con él y se ha quedado también algo sorprendida con lo que ha oído. En la Facultad, cuando le explicaron la migraña no le dijeron nada de esto. Le ve una lógica, pero mantiene algunos recelos. El neuronólogo ya está acostumbrado a esa reacción de los residentes en el primer día de su rotación...

—Dime, ¿qué te ha parecido la consulta?

—Novedoso. No tiene nada que ver con lo que me han explicado y he estudiado hasta ahora sobre la migraña. Es fascinante el mundo del cerebro. Alguna vez he visto el programa Redes de "la 2", el de Punset, y algunos de los conceptos me recuerdan vagamente lo que allí contaban algunos de los sabios de turno. No cabe duda de que el cerebro controla todas las acciones del organismo, pero, aunque supongo que todo esto está demostrado, no acabo de ver la solución real a un problema real utilizando sólo palabras. No tengo migrañas, pero reconozco que una crisis de migraña debe ser horrible y los pacientes necesitan imperiosamente una solución. Aunque agradezcan todas esas explicaciones, en el fondo, piden que se solucione su problema, que pongamos "un tratamiento".

—Les hemos enseñado a actuar así. Realmente el sufrimiento de una migraña es extraordinario y esperan que hagamos *algo*, con algún tratamiento especial. Para eso somos especialistas. No sólo sufren considerablemente, sino que no siempre los allegados se lo reconocen. Es frecuente que interpreten que, en cierto modo, exageran o, incluso, manipulan el dolor. Por eso es importante que el médico les haga ver que entienden y respetan el relato que hacen en la consulta.

—Volviendo al tema de la eficacia del enfoque. Supongo que has visto muchas pacientes como esta señora. ¿Qué sucede después de que hayan entendido y creído lo que escuchan? ¿Qué resultados se obtienen con esta terapia?

—Si me permites, primero una corrección, prefiero no utilizar el término de terapia pues no se produce ninguna acción terapéutica, sino estrictamente pedagógica. La experiencia global con el proceso educativo es positiva. Básicamente conseguimos difundir una serie de conceptos fundamentales sobre dolor, que no es poco, pero, además, el cerebro se deja influir por la entrada de nueva información y modifica, lógicamente, sus decisiones, a veces sin que el individuo sea consciente ni haya intervenido activamente en ello. Un paciente que dejó de tener migrañas me confesó que no había llegado a entender nunca mis explicaciones. Si insistes en llamarle terapia, correspondería a las llamadas *terapias cognitivo-conductuales* que, en realidad, son pura pedagogía.

Volviendo a los resultados... Aproximadamente un 30% de las pacientes no vuelve. No les interesa lo que oyen. Pasan de ello. Algunas, incluso se enfadan —silenciosamente en la consulta y ruidosamente al salir y comentarlo con sus allegados—. Ten en cuenta que lo que aquí se dice no siempre se interpreta correctamente y no todas las ciudadanas son tan idealmente colaboradoras como esta que acabas de conocer.

Con los residentes también pasa algo parecido. Unos lo aceptan, pero otros opinan que han perdido el tiempo pasando por este despacho. La primera consulta es crucial. Debemos conseguir la confianza de la paciente para transformarla en alumna. Algunas pacientes muestran su interés por las explicaciones y otras están demasiado obsesionadas por disponer de una solución y convencidas de que, con los medios actuales, los neurólogos deberíamos quitarles el dolor fácilmente. Algunas piensan, incluso, que tienen derecho a no tener dolor y que, en ejercicio de ese derecho, nosotros debemos hacer *algo*, ¡ya! Al encontrarse sólo con discursos inesperados les parece que han perdido la mañana y que les hemos negado la asistencia a la que tienen derecho. Del 70% restante —el porcentaje que vuelve a las revisiones-clases—, aproximadamente el 70-75% va francamente bien. Tienen menos crisis, son menos intensas y consumen claramente menos analgésicos. Hay compañeros que cuando les cuentas el éxito del procedimiento simplemente comentan que ¡no se lo creen! O, lo que es peor, desconfían de la realidad del dolor de las pobres alumnas. Las consideran directamente como psicológicamente inadecuadas, fácilmente sugestionables.

Otro aspecto importante es el del afrontamiento: en lugar de abandonar las tareas en curso y refugiarse en un cuarto oscuro —como recomiendan los neurólogos, digamos, ortodoxos—, siguen con la actividad trazada. Pierden menos horas de su vida, encerradas. El éxito, en todo caso, depende de la motivación, del esfuerzo aplicado a la comprensión de los conceptos y al tono psicológico adecuado que debe existir. Facilitamos la receta y el conocimiento, pero no todo el mundo consigue sacar adelante el plato. El peor enemigo, además de la falta de convicción en las ideas, es la excesiva presión, el miedo al fracaso, el sentido competitivo.

—En mi caso todavía no lo tengo muy claro. ¿Hay muchos neurólogos que piensan como tú?

—No lo sé, pero seguramente son pocos. La información sobre cerebro y dolor está por ahí, en las revistas especializadas que recogen todas las investigaciones sobre los diversos aspectos de la construcción cerebral, siempre compleja, del dolor. Supongo que cualquier colega interesado en el tema comparte estas reflexiones.

Habitualmente los neurólogos aprenden en los circuitos oficiales, en las revistas y congresos oficiales. Además, su interés se centra en el diagnóstico y tratamiento de las enfermedades neuronales y desatienden el análisis del trabajo neuronal en condiciones normales. No está bien tipificada la patología del aprendizaje.

Aprendemos a movernos y emocionarnos, pero también a percibir.

Solemos pensar, por intuición, que la percepción se produce de forma pasiva, sin aprendizaje. Abrimos los ojos y vemos los objetos, su color, su forma, su movimiento. No nos sorprende. Sin embargo, sabemos hoy que el proceso de construir lo que vemos es complejo y que el mundo visual es una producción cerebral, una interpretación, no siempre acertada, de lo que está ahí fuera. Lo que percibimos es *algo* que el cerebro no recibe, sino que da, tras completar un complejo proceso. Los neurólogos no están especialmente interesados en el análisis de este proceso. Algunos compañeros han confesado que no llegan a entender estos conceptos.

En una revisión extensa monográfica sobre dolor, del *Handbook of Clinical Neurology*, (2006), la enciclopedia actualizada más respetada en neurología, uno de los capítulos se dedica a analizar el desinterés de los neurólogos por la cuestión. Tras reflexionar sobre las posibles causas da unas recomendaciones para solucionar el inquietante e inaceptable estado actual de falta de implicación en el tema.

A través de la percepción el cerebro nos traslada una interpretación, un significado de la realidad. Habitualmente el mundo externo queda perfectamente reflejado por la forma en que nos es presentado por el cerebro a través de lo que vemos, oímos, palpamos, degustamos u olemos. Sin embargo, el interior es otra historia. *El cerebro comete muchos errores por exceso de alarmismo e imaginación y falta de sensores para detectar el peligro indetectable señalado por los educadores, los expertos.* Al perder confianza en la normalidad interna, en gran parte por la presión de la información experta, construye probabilidades de sucesos de daño por agentes y estados que él no controla y, en cualquier momento, salta la alarma. En este caso el dolor expresa un temor cerebral sobre la cabeza, no lo que está pasando en ella.

La Asociación para el estudio del dolor, el órgano más oficial dentro del ámbito de la Medicina, define al dolor, por consenso entre varios expertos —todos ellos, digamos, "oficiales" —, como "una experiencia emocional desagradable que expresa la existencia de daño actual o potencial en los tejidos o... ¡*que es vivido como tal daño*!" Ello quiere decir que basta con que el cerebro evalúe la existencia de daño para que emerja el dolor. Por otro lado, Melczack y Wall, los padres de la doctrina moderna sobre dolor, insistían en recordar, una y otra vez, que el dolor es un producto cerebral complejo que incluye un componente sensorial, otro afectivo y, finalmente uno evaluativo; es decir, experimentamos una sensación específica en un lugar determinado, esta sensación nos hace sufrir y además lleva aparejada una interpretación sobre su significado. Todo el mundo está de acuerdo en que esto es así, pero la migraña disfruta, al parecer, de un estatus especial. Está fuera de los conceptos que se aplican a otros dolores. Unos supuestos genes y el estilo de vida crean un marco anómalo, específico, exclusivo, para la cabeza —a veces sólo para una mitad—. No hay, al parecer, un componente de evaluación. Es un dolor sin ideas en su interior.

Es difícil de aceptar esta prebenda, pensando en términos biológicos, evolutivos. El dolor migrañoso no está libre de la influencia de las ideas, de los conceptos. Basta, por ejemplo, que las pacientes teman padecer algún proceso serio —como un tumor, por ejemplo— para que la migraña se presente casi a diario.

Al hacer el escáner y demostrar que todo está en orden, las cosas vuelven a su cauce. Hemos neutralizado una idea que mantenía la alerta.

Los neurólogos creen en el poder de las moléculas recetadas, y no se plantean siquiera la trascendencia de los mensajes que ponen en circulación, que, evidentemente, comparten con total convencimiento.

—He visto que das mucha importancia a la cultura. Soy consciente de que los médicos somos los trasmisores de la información sobre salud y enfermedad, pero es la primera vez que oigo hablar críticamente de los contenidos que difundimos. Suponía que la información oficial, la que nos enseñan en la Facultad, es la mejor información posible, pero puede que esté equivocada. Eso hace que me plantee una cuestión frustrante: debo olvidar todo lo que me han enseñado sobre migraña... y previsiblemente sobre otras cuestiones en las que el cerebro está implicado. No sólo eso, debo dejar de creer en los fármacos, aunque ello me suponga quedarme absolutamente desarmado para aplicar remedios, los que he aprendido en la Facultad y que hasta ahora creía eran válidos.

—Te entiendo, pero el aprendizaje real consiste muchas veces en olvidar lo que nos han enseñado para encontrar las verdaderas respuestas. No te aconsejo que dejes de creer en los fármacos, sino que seas más crítica y cauta con ellos. No todas las cuestiones del organismo encajan en un análisis químico. La información es un componente fundamental de la vida. El genoma es información. La red de neuronas también lo es. No sólo contiene ya desde el nacimiento conocimiento, sino que dispone de la infraestructura para seguir aprendiendo con la experiencia y con la información facilitada por los expertos. Somos los que sabemos cosas sobre lo que el individuo no puede detectar, sobre su interior.

La cultura no es un añadido social que influye sólo en nuestras conductas dentro del grupo, en nuestras costumbres o en nuestra afición al cine. El funcionamiento del organismo está también influido por ella. La frecuencia cardíaca, el ritmo respiratorio, la inmunidad, la tensión arterial... La cultura condiciona sustancialmente no sólo nuestros hábitos más o menos insanos, a través de la imitación, sino también la idea que el organismo construye sobre sí mismo.

Al igual que disponemos de la percepción tangible de un "yo", el cerebro construye y utiliza una imagen del cuerpo. Esta imagen no sólo contempla nuestra frontera, nuestros contornos, sino también el interior. La imagen del interior está tremendamente influida por la cultura: las cervicales, la cabeza, los "huesos", la circulación, el colesterol, la próstata, las hormonas etc. Todo está definido y anticipado por la cultura, por la educación de los expertos. Ello produce efectos positivos y negativos.

El cerebro hace predicciones y actúa ante la probabilidad de que una zona del organismo sufra algún destrozo. Lógicamente, debe implicar al individuo en las acciones defensivas y para ello genera esas percepciones especiales del interior, los síntomas. El paciente los relata y, al no encontrar nada anormal con nuestros medios diagnósticos, ponemos un nombre al sufrimiento y le adosamos una doctrina sobre su origen. Siempre hay teorías a mano. El tiempo las va desbaratando hasta que damos con las claves. Hasta hace poco se decía, por supuesto también en la Facultad, que la migraña era un dolor "vascular", o sea producido por alteraciones en las arterias del cráneo. Hoy sabemos que no es cierto, pero los neurólogos no se han dedicado a deshacer esa falsa teoría. Puede que incluso a ti te la hayan explicado en la Facultad.

—Pues sí. Pensaba que todavía estaba vigente.

—La presencia de síntomas y ausencia de hallazgos en nuestras pruebas —análisis y pruebas de imagen—, lo que se llama *síntomas en ausencia de enfermedad, trastornos funcionales, somatización, dolor somatomorfo* o *alteraciones psicosomáticas* está tipificado por la Medicina de forma confusa. Interpretamos de forma sesgada y precipitada que todos estos síntomas indican una perturbación sutil y misteriosa bioquímica interna, una transgresión de hábitos o una disfunción psicológica y comienza el círculo vicioso de la interpretación errónea, la pescadilla que se muerde la cola y engorda.

—Supongo que todo esto es aplicable a otros ámbitos de la Medicina.

—Así es. En realidad, lo que trato de cuestionar es el modelo vigente de organismo. Por responsabilidad, en mi opinión, de neurólogos y psiquiatras, no se ha actualizado a la luz de los avances en neurociencia que, dicho sea de paso, no son pocos. Se disocia cerebro de organismo. No se contempla su historia evolutiva, su dependencia cultural, sus responsabilidades como sistema de defensa preventivo que construye hipótesis de amenaza. El modelo corporal actual sigue sin incluir componentes electrónicos e informáticos. Estos están confusamente contemplados como el componente "psicológico". En el fondo persiste el esquema dualista de Descartes: cuerpo y espíritu o "psique".

El cerebro es una estructura narrativa, interpretativa, construye continuamente una teoría global sobre lo vivido y lo por vivir. El interlocutor —y, a la vez, co-narrador— es el individuo. Además de las preguntas habituales: ¿qué le sucede? ¿Desde cuándo? ¿Dónde? ¿Cuándo? ¿Cuánto?, etc., debe completarse la historia clínica con la de ¿a qué lo achaca? Esta pregunta según los neurólogos tiene como objeto descubrir los desencadenantes famosos y tópicos —estrés, queso, chocolate, cambios meteorológicos...—, pero, en mi opinión, debe encerrar un sentido más profundo: identificar el sistema de creencias sobre la génesis de los síntomas, la evaluación del organismo sobre sí mismo, la forma en que va construyendo su propia narración —pasado, presente y futuro, integrados—. Si la pregunta la hace el paciente al neurólogo: "doctor, ¿a qué es debida la migraña?", este le contestará con los tópicos profesionales habituales: "no se sabe, son los genes y el estilo de vida". Si hay familiares con migraña, el paciente acepta lo de los genes y se resigna; si anda con estrés también lo hace, pero si no tiene familiares migrañosos y lleva una vida normal, lo cual sucede en muchos casos, se queda con la sensación de tener *algo* misterioso, no detectable y, por tanto, no controlable. Se consigue estructurar un patrón de indefensión.

Si el dolor aparece en la columna, la explicación de las cargas y facturas que asumimos por andar a dos patas, las malas posturas, las contracturas, los "desgastes", etc., es aceptada sin ninguna crítica. El hecho de que no se mencione la importancia de las creencias y expectativas —el miedo al dolor y al daño— no sorprende. Lo que sí sorprende y, a veces, pone en guardia a los pacientes, es mencionarles la importancia del cerebro en la construcción de dolor "de espalda". Esta situación es, realmente, sorprendente... y decepcionante para los que tratamos de relatar en la consulta el tema del dolor desde una perspectiva actual, moderna, ajustada a lo que nos dicen los que se dedican a investigar a fondo y en extensión, desde todos los ángulos, el problema del dolor.

—He observado que también tú tienes dificultades para evitar el dualismo: cerebro e individuo. Hablas del debate entre el cerebro y el "yo", el "hombrecillo". Creo que el tema no queda claro. ¿Entienden los pacientes esta cuestión?

—Efectivamente es una cuestión peliaguda. Reconozco las dificultades para transmitir los conceptos sobre cerebro sin incurrir en la trampa del dualismo. No hay una frontera clara, abrupta, entre organismo e individuo. En realidad, son la misma cosa. Al final sugiero que se acepte, sólo con fines didácticos, la separación entre el cerebro-máquina y el individuo consciente. De esa manera el paciente puede escenificar un diálogo entre una estructura equivocada, su cerebro culturizado —el hombrecillo— y él mismo.

Cuando un pintor pinta ¿quién lo hace, él o su cerebro? La mano se mueve por el lienzo y la paleta de forma automática. Es su cerebro quien da las órdenes a los músculos, pero el individuo ve lo que el cerebro hace y va influyendo en el proceso artístico.

Digamos que es una coproducción de cerebro inconsciente e individuo consciente.

El individuo puede, con sus conocimientos e imaginación, aportar nuevas ideas al cerebro. Es un proceso similar a la alimentación: buscamos alimentos, los seleccionamos, decidimos tragarlos y el organismo los procesa según su criterio para reponer las células. Nuestra misión no es hacer la digestión, sino conseguirlos. Es una estructura también dualista: el individuo busca la comida y el aparato digestivo hace la digestión... pero se trata de un dualismo funcional, de una división de los roles. Muchos individuos sobrepasan su rol y se atribuyen el trabajo digestivo: "no he hecho bien la digestión" es algo más que una forma de hablar. Contiene una actitud de entrometimiento por parte del individuo en las labores del organismo.

Aprendemos y nos enseñan a "comer bien". Se supone que el concepto de "una buena alimentación" es la que nos permite aportar al organismo todos los componentes necesarios para garantizar la corrección de sus funciones. También existe y aceptamos un aprendizaje de la forma adecuada de estar y movernos: la higiene postural, el ejercicio, etc. Sin embargo, no somos conscientes de que también aprendemos a percibir. Normalmente no necesitamos aprender activamente a ver, oír u oler pues el cerebro construye el aprendizaje con la ayuda de los datos aportados por los sentidos, pero aprendemos a construir incertidumbres sobre el interior, un espacio que no vemos ni oímos. Tanto el individuo como su cerebro participan en este proceso de definir la incertidumbre interna. El proceso está muy influido por los contenidos de la cultura generada a lo largo del tiempo por los expertos en interior, los médicos o, hoy en día también por los "alternativos". El individuo escoge las ideas que se exponen en el "self-service" y el cerebro hace la digestión de los conceptos. El problema es que sólo podemos comer lo que hay sobre la mesa, es decir, comida oficial.

—Al tratarse de un enfoque novedoso y contrario a lo que colectivamente recomiendan los neurólogos supongo que muchos pacientes cuestionarán lo que les cuentas. ¿Cómo consigues superar esa desventaja respecto a las doctrinas oficiales?

—Efectivamente es un obstáculo serio. Los neurólogos se amparan en el término solemne pero poco fiable de la "comunidad científica internacional". Se apropian del label de lo científico y si les pones en un aprieto con alguna cuestión cerebral responden con el argumento de autoridad: "la comunidad científica internacional" protege nuestras opiniones. Cualquier otro enfoque es puramente especulativo y no demostrado.

Los medios de comunicación difunden doctrinas oficiales y "alternativas" sobre migraña. Todas ofrecen una explicación sobre su origen y una promesa de solución. No es fácil encontrar la información que yo trato de aportar. Para mí fue emocionante descubrir a David Butler y Lorimer Moseley, primero a través de artículos y, especialmente, a través de su libro *Explain pain*. Su visión y enfoque del tema del dolor sin necrosis es similar a la que yo sostengo. No tiene nada de particular que digamos cosas parecidas pues si uno estudia la fisiología de la percepción dolorosa acaba pensando de una determinada manera, la única posible.

Empieza a ser inaceptable que, hoy en día, los neurólogos sigan sin interesarse por el tema del dolor y, en particular por la contribución de la cultura, de su cultura. Seleccionan una parcela: el dolor de cabeza; lo clasifican según los detalles de su expresión y desencadenamiento —hay más de cien tipos distintos y siguen describiéndose otros nuevos... —, centran su atención en los mecanismos que justifican las terapias que aplican y desconsideran el resto.

David Butler y, especialmente, Lorimer Moseley son, a todo esto, investigadores "oficiales". Moseley publica sus trabajos en revistas "oficiales" de prestigio y participa en congresos "oficiales". Sus ideas son absolutamente coherentes con lo que sabemos del dolor. Simplemente no acaban de tener éxito, aunque están cargadas de razón. Se respetan teóricamente pero no se incorporan a las doctrinas vigentes, las que marcan nuestras decisiones de cada día.

Sabemos que el cerebro y el dolor están unidos —como lo están el riñón y la orina—, pero seguimos actuando como si no existiera. Una de las claves del enfoque de Butler y Moseley es el de convencer al alumno que debe "tomar las riendas" y conducir a su cerebro, reeducarlo, lógicamente desde una perspectiva distinta de la convencional, ya que ésta contribuye a la cronificación de la situación.

No resulta fácil explicar, y, aun menos, convencer a los ciudadanos de que su "dolor de columna" no depende de que tenga "desgastes", "pinzamientos" ni "hernias", en muchos casos, sino de que su cerebro valora que la columna está dañada, es vulnerable y, por tanto no debe ser utilizada o debe hacerse con cuidado. El dolor, las contracturas —músculos haciendo su trabajo de proteger una zona catalogada como vulnerable— y la desmotivación motora consiguen que el individuo "colabore" en la protección. De este modo no sólo se produce sufrimiento y limitación innecesaria, sino que, a la larga, la columna sufre físicamente por la aplicación crónica de un programa de protección, al igual que las arterias sufren si se mantiene una presión innecesariamente alta en el circuito circulatorio.

—¿Has oído hablar de la PNL, la "Programación Neuro Lingüística? Por lo que conozco de ella creo que es un método parecido al que tú utilizas.

—Algunos pacientes la han citado y tengo una noción muy esquemática. Probablemente existen muchas coincidencias conceptuales básicas, pero la forma de aplicar y desarrollar estos conceptos es distinta. Los autores que la han desarrollado son un informático y un lingüista y el término "programación neurolingüística" indica que existe un proceso de aprendizaje —programación— cuyo soporte es la red neuronal —neuro— y cuya herramienta es el lenguaje —lingüística—. Es evidente que es así. Únicamente recelo de los que, al abrigo del éxito de la PNL, comienzan a organizar cursos, titulaciones oficiales, en definitiva, mercado. Tampoco me gustan las ofertas de soluciones "mágicas". Se trata simplemente de utilizar todo el conocimiento a nuestro alcance y trasladarlo a un lenguaje sencillo que pueda servir a los ciudadanos para comprender y utilizar mejor los recursos de su organismo y, sobre todo, para protegerlos de las falsedades que contienen, en ocasiones, las doctrinas oficiales y las alternativas.

Nada nos garantiza que lo que digan los neurólogos en este terreno de la migraña sea cierto. Hasta hace poco se consideraba oficialmente que las migrañas eran *cefaleas vasculares*. Hoy sabemos que no es cierto.

Una cosa son las enfermedades de las neuronas y otra el modo en que trabajan cotidianamente. No tener en cuenta el proceso de programación a través del lenguaje y socialización es mirar hacia otro lado, despreciar el aspecto fundamental del trabajo neuronal. La neurología oficial está demasiado complacida en su universo "científico" de moléculas y desatiende otro tipo de planteamientos. El dolor es una percepción. La pregunta lógica sería: ¿qué es una percepción? Creo, sinceramente, que no hay muchos compañeros interesados en conocer la respuesta. Ni siquiera necesitan la pregunta.

—Me ha llamado la atención la comparación que haces con la alergia. La veo lógica, pero me sorprende que no sea conocida.

—El sistema nervioso es más moderno que el sistema inmune. Todos los médicos reconocen y aceptan que el catálogo del peligro del sistema inmune tiene un importante componente de aprendizaje en el que se producen errores —alergia y enfermedades autoinmunes—. Sin embargo, ni siquiera se contemplan los errores de catalogación de lo peligroso por parte del sistema nervioso. Es más, no se valora la existencia del aprendizaje defensivo neuronal.

Cada conexión entre dos neuronas tiene una posibilidad de aprender, es decir, de modificar el modo como transmite señales. En lugar de hablar del aprendizaje, el elemento más importante del entorno, se habla de desencadenantes como el queso, el sol o el chocolate o de confusos factores psicológicos.

—Espero con impaciencia la próxima consulta. Me gustaría comprobar que las palabras, las ideas, producen cambios en la migraña. Puede que, como Santo Tomás, necesite ver con mis propios ojos para creer.

—Lo entiendo, pero no se trata de demostrar que lo que se dice es cierto a través de su utilidad. Las ideas son ciertas por sí mismas. En este caso, si la paciente mejora de forma evidente, se puede deducir razonablemente que el cerebro existe, ya que utilizamos sólo ideas. En el caso contrario, si todo sigue igual, no podemos sacar más que una conclusión particular: no hemos conseguido convencer al cerebro de esta paciente concreta. No podemos deducir que, al no mejorar, lo que decimos está equivocado. Muchas pacientes fracasan, de hecho, porque ponen el conocimiento a prueba: "voy a ver qué pasa; no pierdo nada por probar". El comentario es comprensible, pero también es absurdo. Estamos demasiado instruidos en el hábito de Santo Tomás de verlo para creerlo. Hay veces que la actitud es válida, pero hay otras situaciones que responden mejor a lo contrario: ¡creerlo para ver!, creerlo para que deje de construirse dolor. Si la base del enfoque es conseguir modificar unas creencias para que el cerebro no active las alarmas, no tiene sentido esperar a que primero dejen de sonar para quedarnos tranquilos. No podemos esperar a encontrarnos tranquilos y confiados en el ascensor para aceptar que no se va a quedar parado con nosotros dentro. Los síntomas del pánico alimentan nuestro temor a que suceda *algo* alarmante allí dentro.

—Suena un poco tramposo el argumento: si va bien, confirma la teoría y si va mal no la invalida... Además, supongo que a los pacientes lo que les interesa es que se les quite el dolor...

—Así es... pero creo que la reflexión es válida. En todo caso no soy un experto en lógica y puede que esté equivocado, pero, insisto, el 70-75% de los pacientes que trabajan —estudian— mejoran sensiblemente, utilizando "sólo" pedagogía... palabras...

—Me quedaría más convencido si lo viera con mis propios ojos...

22 Primeras batallas

... La alumna vuelve a la consulta. Es la primera revisión. Ha tenido varios episodios de migraña, pero tiene la sensación de que, quizás *algo* está cambiando. Espera que el neuronólogo le diga que la cosa va bien... aunque conociéndole puede que haya hecho todo al revés... el "anti-trabajo"...

—¡Doctor, creo que *algo* está cambiando! No quisiera precipitarme, pero puede que mi cerebro vaya entrando en razón.

—Dígame. ¿Cómo le ha ido? ¿Cuántas crisis ha tenido? ¿De qué intensidad? ¿Cuánto han durado? ¿Qué ha hecho? ¿Ha tomado analgésicos? ¿Se ha metido al cuarto oscuro? ¿Ha hablado con su cerebro? ¿Qué ha pensado en todo este tiempo?

—He tenido el mismo número de crisis, aunque creo que han sido menos intensas. No he vomitado. Había momentos que parecía que el dolor iba a cesar, pero nuevamente cogía fuerza. He conseguido continuar con mi programación. Nada de cuarto oscuro. Puede que la duración también haya sido menor, pero no estoy segura. Tengo tantas ganas de mejorar que puede que todo sea un producto de mi imaginación.

—No lo sé. El dolor es privado. Usted es la única que lo conoce y padece.

—Creo que estoy ligeramente mejor. Estoy contenta porque no he tomado analgésicos... bueno, le voy a ser sincera: en una ocasión tuve que hacerlo. El dolor iba a más y a más y, al final, tuve que tomarme el analgésico.

—¿Fue efectivo?

—¡Claro!

—¿Qué le decía a su cerebro para controlar la crisis?

—Intentaba pensar en todo lo que usted me contó: no hay daño; no pasa nada; no tiene sentido todo esto; necesito continuar con el trabajo en el ordenador; no debo tomar la pastilla ni meterme al cuarto oscuro; sería claudicar.

—¿No imaginó nada especial?

—No tengo esa capacidad. Soy racional y poco imaginativa. Me concentré en las ideas, pero no conseguí escenificar el interior del cráneo. ¿Me recomienda alguna imagen que sea especialmente eficaz?

—La imaginación también es un ámbito privado. Debe explorar para dar con la escenificación adecuada. Los demás le pueden relatar sus recursos, pero no siempre nos sirve lo ajeno, aunque siempre se aprende. Escoja un concepto básico y represéntelo internamente con convicción. La mayoría de las alumnas que mejoran no imaginan nada especial. Simplemente representan internamente sus convicciones, recién adquiridas y se burlan un poco de las antiguas.

—¿Qué le parece? ¿Estoy mejor?

—Me preocupa su necesidad de mejorar. Creo que ha entendido bien los conceptos y que los acepta como válidos. Eso es lo importante. No precipite los acontecimientos. De todas formas, tengo la impresión por lo que me dice de que *algo* está cambiando, efectivamente.

¿Ha comentado todo esto con alguien? ¿Le han entendido?

—Ha habido de todo. En primer lugar, no es fácil contarlo. Puede que me saliera un churro de explicación. Una amiga mía sí lo entendió. Otros ponían una cara muy rara y cambiaron inmediatamente de conversación. Tuve la sensación de que pensaban que estaba volviéndome majara o que trataba de inscribirles en una secta. Fue una sensación frustrante y descorazonadora.

—Bueno, eso me pasa también a mi cuando intento explicarlo a colegas. Algunos ponen cara de circunstancias y cambian rápidamente de tema. Es curioso comprobar cómo se identifica la reflexión sobre cerebro... ¡normal! como sinónimo de pensamiento desvariado. Fantástico y frustrante. Sin embargo, es recomendable que intente contarlo. Conseguirá profundizar mejor los conceptos. No hay como enseñar para aprender, pero consiga un cómplice de calidad: alguien que, simplemente, escuche con respeto.

—Me resulta complicado con la mayoría. Intentaré hablar con la amiga que me entiende. ¿Alguna novedad para hoy?

—Me gustaría hablar de hormonas... femeninas. ¿Tiene migraña durante la menstruación?

—No especialmente. A veces coincide. Creo que no me influye.

—Hay muchas mujeres que padecen migraña con cada ciclo menstrual, generalmente unos días antes. Parece que el descenso de estrógenos desencadena el ataque. Al menos eso dicen los neurólogos.

—Supongo que no tienen razón... para no perder la costumbre.

—Eso de "tener razón" es siempre complicado. Existen razones, argumentos, datos de investigación. El tema del dolor en la mujer es complejo y difícil de abordar. Yo le aconsejo que considere, a efectos de dolor, que el organismo femenino y masculino funcionan, o mejor dicho, deberían funcionar igual. Reclame la igualdad de derechos en este terreno. Sobre todo, no dé facilidades a las razones que aumentan la probabilidad de que su cerebro le atormente con el dolor por el hecho de ser mujer.

—Lo tendré en cuenta, pero necesito conocer esas razones. Explíquese.

—Los estrógenos influyen en el estado de la red del sentido del daño. Cuando aumentan, aumenta también la liberación de opiáceos internos. Es más difícil que se tenga dolor. Al descender al nivel habitual es más fácil que se genere la alerta nociceptiva. Eso quiere decir que el sentido del peligro olfatea —absurdamente, claro— peligro en la cabeza.

—Supongo que el cerebro y su maldito sentido del peligro se equivocan. No veo por qué iba a producirse necrosis en la cabeza por no haber fecundación...

—Así es. No creo —sobre todo en los tiempos actuales— que las mujeres se sientan frustradas por haber tenido una ovulación que no ha conseguido el objetivo de la fecundación.

—Sí, no es como para darse golpes con la cabeza y activar las alarmas por si acaso, pero no acabo de entender... Dice que el aumento de estrógenos hace que tengamos menos dolor por el tema de los tapones en los oídos —lo recuerdo, como ve—, por los opiáceos. ¿Qué sentido tiene que suban y luego bajen? Esto de los cambios hormonales no nos crea más que problemas a las mujeres.

—La ovulación coincide con el aumento de estrógenos. El organismo femenino está preparado para salir a cazar... un varón una vez al mes. Para conseguirlo debe salir al exterior. Ello supone que aumenta el riesgo con los depredadores. Todo debe estar preparado para luchar o huir si es necesario. En todas las situaciones de estrés que contemplan la posibilidad de defendernos —huyendo o luchando— el cerebro nos da un chorretón de opiáceos para que podamos movernos ligeros, sin dolor.

La promoción del movimiento es analgésica. Los métodos más sofisticados actuales para tratar el dolor consisten en aplicar campos magnéticos a la corteza motora. Así se consigue preparar o sensibilizar los músculos. Basta preparar el movimiento para que el cerebro retire los programas de dolor, cuya función es la de convencer al individuo de que no se mueva.

El organismo femenino bañado en estrógenos lo está también en opiáceos. El investigador bilbaíno Jon-Kar Zubieta, actualmente en la Universidad de Michigan, es un referente mundial en el estudio de la interacción entre estrógenos y opiáceos internos.

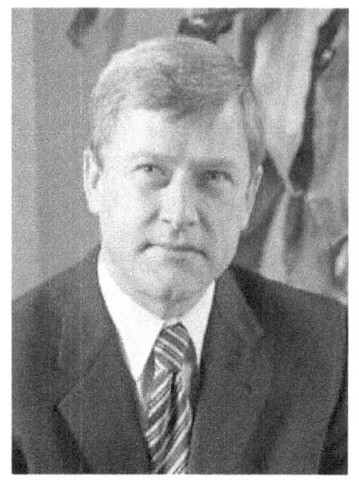

También se ha ocupado extensa e intensamente del efecto placebo. Ha demostrado que en la fase de aumento de los estrógenos el organismo aumenta también la producción de opiáceos ("endorfinas"). Eso quiere decir que, si se produce una incidencia de daño, dolerá menos. Al volver a la cifra "normal" por falta de fecundación, el organismo retira el plus de analgesia y si se produce la incidencia de daño dolerá algo más que si se hubiera producido en la fase de estrógenos altos. Durante la menstruación no hay que cazar varones y, por tanto, disminuye el riesgo de ser cazadas por los depredadores. Cesa la promoción de los programas motores de lucha y huida, salvo que, claro está, aparezca el león y haya que correr: en ese caso el cerebro le inyectará el consabido chorro de opiáceos para que no le pille el león.

En resumen: durante la ovulación un golpe de su cabeza contra una esquina le dolerá algo menos que si está esperando la menstruación, pero si el sentido del peligro valora —descabelladamente, por supuesto— que la cabeza corre peligro en esa fase, el cerebro pondrá en marcha el programa de alerta y se volverá a editar la consiguiente crisis migrañosa, registrada convenientemente en los archivos de memoria del futuro. Durante el embarazo el organismo femenino activa el estado de opiáceos altos, hay que conseguir más comida, andar más lista para proteger al "nasciturus" y, generalmente, hay menos migrañas.

La cultura médica actual, profesional y callejera, abusa de la idea de los cambios —hormonales, "del tiempo", viajes— como factor que produce efectos negativos en el organismo. Los seres vivos son, lógicamente, sensibles a la variación. Deben reprogramar respecto a la nueva situación. Eso hace que se precise más atención y sensibilidad que para los entornos habituales controlados, cotidianos. Cualquier estado novedoso implica más dosis de alerta.

Antaño, los estados de alerta inducidos por "cambios" tenían como objetivo la programación de actividades biológicas básicas como la recogida de alimentos, el cobijo, la búsqueda de pareja o la defensa frente a los depredadores. La cultura, con su garantía de sustento y cobijo y su alarmismo, ha desviado la alerta hacia cuestiones internas. Ya no nos preocupan los leones, sino la salud, ese interior que no vemos.

Las hormonas, por definición, cambian siempre. Responden a las variaciones del interior y exterior. Lo anómalo sería que permanecieran estáticas, independientes de las variaciones internas y externas. Las masculinas también lo hacen, pero no se nos aplica la condición de que nuestras hormonas cambian para justificar la aparición de migrañas. Puede que los varones, más proclives biológicamente a la acción, dispongamos de más analgesia interna para facilitar la lucha-huida. La ovulación contiene una alerta para conseguir un objetivo, la "búsqueda de novedad", mientras que en la menstruación es una alerta de "evitación de daño". La fase menstrual corresponde a un estado de variación negativa interna, una *casi enfermedad* y, en estos casos, el organismo tiende a facilitar el malestar y el desánimo. Como habrá ya deducido todo está influido además por lo que la cultura, la información experta, opina. El desprendimiento de la mucosa del útero en la menstruación se produce por apoptosis y ya sabe que esa forma de muerte está programada y controlada y se desarrolla sin respuesta inflamatoria. *Los expertos asustan al organismo con sus teorías alarmistas y convierten un asunto cotidiano fisiológico en un estado de alerta roja.*

Una alumna mía, realmente aventajada y modélica, solventó brillantemente su "fibromialgia" y sus migrañas. La migraña menstrual se resistía un poco más, pero al final también cedió. Su cerebro descatalogó racionalmente de la lista de la alarma necrótica en la cabeza el desprendimiento apoptótico del "nido" uterino y quedó libre de crisis. Una vez conseguido, la alumna me comentó que ahora percibía que algo pasaba en su interior, sentía el proceso, pero no era doloroso.

"Me afectan los cambios del tiempo" es una frase tópica que, siendo verdad desde el punto de vista biológico —reprogramar actividades—, es falsa cuando se quiere decir que la variación meteorológica genera dolor por sí misma.

—Me habla como si viviéramos todavía en la selva, pero... estamos en Vitoria.

—Así es. Por eso debe hacer lo posible para que su cerebro se adapte. El entorno ha cambiado. Vitoria no es la sabana, pero el organismo sigue siendo, básicamente, el mismo. Al eliminarse el problema de la supervivencia física frente a leones, inclemencias meteorológicas o precariedad de agua y alimentos, el sentido del peligro centra su atención sobre riesgos internos, alentado por la cultura experta, periodistas y conversaciones cotidianas en el mercado. Ese estado de sensibilidad hacia el peligro interior consigue que el cerebro actúe de forma descabellada. No consienta que le coman el coco a su coco.

Dice que tomó un analgésico...

—No tuve más remedio. Me encontraba fatal. Bastante hice con no hacerlo el resto de las ocasiones. ¿Hice mal?

—Sus decisiones son también privadas. No le juzgo. Hay que estar en el pellejo de la víctima para entender sus acciones. Lo importante es cómo interpretar lo sucedido. La secuencia sería la siguiente: el sentido del peligro, por motivos que se nos escapan, activa la alerta. El dolor comienza. Usted intenta resistir. Habla con su cerebro, intenta calmarlo. Intenta calmarse usted también. Quiere imaginar algo relajante, pero no lo consigue. *Algo* le ronronea interiormente invitándole a tomar el analgésico. Se resiste, pero el dolor se intensifica y, al final, usted cede. Su cerebro se queda tranquilo. Ha obedecido. Cree que el peligro ha pasado. Era descabellado desproteger la cabeza negándose a tomar el "medicamento". Al cabo de un rato, el dolor se aplaca.

—¿Quiere decir que la pastilla sólo sirve para dejar tranquilo al cerebro? El calmante ¿"conjura" el peligro?

—Bueno, sirve para calmar y tranquilizar al cerebro y a usted misma. Esa es mi opinión. El cerebro le activa el dolor para presionarle a una conducta seleccionada —memoria de futuro— y catalogada como conveniente; en este caso: ¡tómate la pastilla! Parece que le ha autorizado —aunque probablemente a regañadientes— a proseguir con el ordenador y no ha echado la culpa a lo que haya podido comer, dado que no ha vomitado, pero le ha obligado a tomarse la pastilla. Sería como si su madre le autorizara a salir a la calle, pero con la condición de que coja el abrigo.

—¿Por qué no hablamos del placebo y... cuál era el otro?

—El nocebo.

—Eso es.

—Déjeme primero que le cuente *algo* sobre el "Sistema de aversión y recompensa". Premios y castigos.

—Adelante.

23 Premios y castigos

... La alumna está moderadamente satisfecha. Parece que el "profe" también está moderadamente satisfecho. No acaba de creerse del todo la versión que le ha dado del mecanismo de acción del analgésico. Todavía mantiene la fe en el "calmante". *Algo* en su interior se resiste a dejar de creer en él. Necesita disponer de ese recurso por si no acaba de funcionar lo de la reprogramación cerebral del sentido del peligro. Puede que el "profe" se pase un poco en su aversión a la recompensa de los analgésicos... acepta la idea de que no todo es química, pero la química sí es *algo*. Las palabras del profe interrumpen sus cavilaciones...

—Perdón, estaba pensando en lo del analgésico. Dígame, doctor.

—El cerebro premia y castiga nuestras acciones o, incluso intenciones. Existe un código penal que juzga, valora, si cometemos faltas o delitos contra lo que se quiere proteger. La incorrección o delito activa el castigo y si nuestra conducta se ajusta a lo debido aparece el premio, que no es otro que el levantamiento del castigo. El premio a beber agua es retirar el castigo de la sed. Generalmente la sensación de bienestar se limita a neutralizar una previa de malestar que el cerebro nos ha colocado ladinamente para que actuemos según sus deseos. El placer de la comida consiste en librarnos de la acuciante presencia del hambre. Nos satisface rascarnos porque conseguimos librarnos de la insufrible sensación del picor. Cuando el cerebro nos incita a rascarnos segrega a la vez opiáceos para que no sólo no nos duela, sino que, además, nos resulte gratificante, pero el verdadero placer es librarse del sufrimiento del picor. No hay nada como quitarse un zapato apretado o echar un trago de agua después de comer un bacalao excesivamente salado tras dos días por el desierto.

Cualquier conducta que elimina el malestar previo queda catalogada como conveniente y el cerebro intenta que la repitamos. Para ello activa una y otra vez las percepciones negativas: sed, hambre, mareo, picor, frío, sofoco, dolor... cuando se dan las condiciones adecuadas. El sistema de aversión-recompensa organiza la secuencia de malestar-bienestar acoplada a nuestra conducta. No todas sus decisiones son acertadas y razonables.

—Me lo temía.

—Si el organismo comunica al cerebro, tras ser detectado, un estado de desviación de los valores recomendables, se activa el programa-aviso oportuno al individuo para que colabore con su conducta. Si la cifra de glucosa desciende, el cerebro recibe la notificación correspondiente y libera la percepción de hambre hacia el individuo. Las conductas de alimentación acaban inmediatamente con el malestar. Al obedecer, el cerebro nos retira el malestar. Los alimentos están todavía en el estómago, o en el plato, pero la sensación de hambre ha cesado. El cerebro premia la acción. Los macarrones y las lentejas no son sustancias eficaces para neutralizar el hambre, no actúan químicamente sobre un supuesto centro del hambre. Es la acción de comer la que hace que el cerebro elimine la sensación de apremio para comer.

—O sea que el cerebro se puede salir siempre con la suya. No tiene más que apretarnos las tuercas del malestar y aflojarlas cuando hemos hecho lo que él considera que debemos hacer...

—Así es. Si a él le parece que la cabeza corre peligro, nos hace sentirnos mal y no nos devuelve la normalidad, el bienestar, hasta que hacemos lo que él considera que debe ser hecho: en el caso de la migraña, dejar lo que estábamos haciendo, retirarnos al cuarto oscuro, vomitar y aplicarnos un "tratamiento". Tenga en cuenta que la forma de actuar del cerebro está seleccionada para la sabana, ya sabe, el sitio con poca comida y muchos competidores. Cada vez que, en nuestra sociedad moderna, vemos comida, nuestro cerebro africano nos invita a que la comamos como si recordara los malos tiempos...

—Supongo que será así, pero vivimos en Vitoria. Siga.

—Usted puede saber a ciencia cierta que no hay motivos para que el cerebro le haga sentirse mal porque, realmente, nada sucede en la cabeza. Puede tratar de concentrar su pensamiento en la idea de normalidad, pero puede que nada cambie y que el dolor siga creciendo. En esa situación es imposible no pensar en el calmante y el cuarto oscuro. No podría decirle si es su cerebro o usted la que sugiere que se proceda a tomar la pastilla y retirarse a la habitación con el cartel de "no molestéis, tengo migraña". En el debate sobre las tentaciones nunca sabemos qué personaje nos corresponde. Puede que el cerebro esté intentando que no tome el analgésico y usted esté suplicando que le autorice o le invite a hacerlo, o todo lo contrario. Lo importante es que existan convicciones sobre lo que realmente sucede, tanto en lo que se refiere a la normalidad en la cabeza como al estado de facilitación del dolor en un estado de alerta, por evaluación de peligro.

La acción real, química, del fármaco, es escasa si la comparamos con el poder de los mecanismos internos de amplificación del dolor. Recuerde: toda la población de sensores —incluidos los "dormidos"— está activa. Los opiáceos —tapones en los oídos— están por los suelos y la copia eferente anticipa sensiblemente la llegada de señales de daño. Todo el dispositivo de seguridad va autoalimentándose en una espiral creciente. Alguien debe introducir sensatez —realidad— en el proceso. De otro modo se verá obligada a actuar según el guion cerebral: calmante y cuarto oscuro.

El llamado sistema de aversión-recompensa es el que organiza las presiones sobre su conducta para que haga lo que en cada momento se decide debe ser hecho. En realidad, es un debate abierto y el curso de las decisiones puede cambiar. Su misión es la de intervenir con convencimiento en la defensa de la tesis: ¡no pasa nada! ¡Todo esto es un disparate! ¡No tengo por qué introducir un tóxico en mi organismo para recuperar la tranquilidad! ¡No tiene sentido subir diez pisos andando por miedo a entrar en el ascensor!

—Todo eso ya lo he hecho y, al menos, no ha funcionado como yo quisiera.

—Nadie es perfecto. Recuerde que está aprendiendo, intentando modificar unos hábitos. No caiga en el desánimo al primer fracaso. Los aprendizajes que valen la pena exigen esfuerzo y cierta penosidad. No deshaga lo aprendido tras la primera derrota. Olvídese de la solución. Ya llegará si trabaja bien el tema de la modificación de sus convicciones.

—Es difícil resistirse a la tentación de la pastilla. ¿Qué hace en realidad el analgésico?

—Así me gusta: preguntas... biológicas. Es importante que sepa lo que realmente sucede al introducir un fármaco. Antes de hablar de esa interesante cuestión me gustaría citarle a otro investigador español, interesado en el sistema de recompensa y el efecto placebo: Raúl de la Fuente. Se ha dedicado en especial al tema de la enfermedad de Parkinson.

Hay tres situaciones en las que el efecto placebo es llamativo: el dolor, la depresión y la enfermedad de Parkinson. En las tres se produce una inhibición de la acción, una falta de motivación a la exploración, al trabajo. En estas condiciones, cualquier acción externa que devuelva la confianza restaura el dinamismo. Raúl de la Fuente es una autoridad en esta cuestión y ha demostrado objetivamente la realidad del efecto placebo en pacientes con Parkinson. Simplemente cuando el cerebro acepta que se dan condiciones adecuadas para autorizar-promover el movimiento, la acción, la exploración e interacción con el entorno, libera una sustancia llamada "dopamina" y nos anima a esforzarnos. Basta con que engañemos al cerebro, como a un niño, para que nos normalice la red y nos reponga "las pilas".

Perdón, ¿cuál era la pregunta?

—Temo que ya ha empezado a contestarla e intuyo ya la respuesta, pero le preguntaba sobre la acción real de un analgésico.

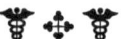

24 Plantas "medicinales"

... La alumna se ha quedado algo sorprendida con lo del efecto placebo en el Parkinson. Una cosa es que el dolor y el estado de ánimo bajo mejoren con un engaño y otra es que lo haga una "enfermedad". Realmente las fronteras entre mente-cerebro, entre físico y psíquico, no son tan sólidas como parece. El neurólogo (¿o neuronólogo?) Antonio Damasio tenía razones para hablar del *error de Descartes...*

—"Analgésico" es una palabra complicada.

—No me sorprende que lo sea. Adelante...

—Significa: "sin dolor". Suena demasiado pretencioso. Podría ser más correcto hablar de "antialgésicos", moléculas que tratan de oponerse al complejo proceso de la generación de dolor.

—Sus propuestas de cambiar las palabras no parecen destinadas a tener éxito. Siga...

—Los "analgésicos" son moléculas que interfieren el proceso de información y evaluación sobre daño y peligro. Tratan de confundirlo, haciendo creer al cerebro que no sucede nada o, al menos, que la cosa no es tan grave. Un anestésico local aplicado por el dentista para extraerle una muela impide que llegue información sobre el suceso y el cerebro actúa como si no sucediera nada. Las pobres encías quedan desprotegidas y el dentista puede dañarlas a conciencia sin que el cerebro haga nada por evitarlo.

—Suena bien. Ya que el cerebro en esto del dolor actúa de forma insensata será mejor hacerle ver que no pasa nada, aunque sea con engaños. Así nos deja en paz. Ya que, según dice usted, es como un niño, podemos engañarlo como lo hacemos habitualmente con nuestros hijos cuando son pequeños y nos plantean cuestiones complicadas.

—No le aconsejo que utilice por norma la fórmula del engaño para conseguir sus objetivos. No funciona a medio y largo plazo ni en este ni en otros temas. El engaño sólo puede justificarse, en todo caso, en alguna ocasión muy especial y para solventar una situación muy concreta.

—Tratándose de *algo* tan cándido como el cerebro, es fácil inventarse todo tipo de historias para conseguir que vaya por donde nos interesa.

—Bueno, el cerebro es cándido como los niños, pero, también como ellos, tiene buena memoria, sobre todo para lo que le interesa o preocupa. Creerá muchas cosas engañosas, pero luego le exigirá que todo se adapte a lo que se le ha contado. Es mejor esforzarse en disponer de explicaciones razonables y verídicas. La doctrina de las cigüeñas parisinas está muy alejada de la realidad del proceso de traer hijos a este mundo. Lo de la "semillita que pone el aitá en la tripa de la amá" es mejor y le facilitará las cosas en el futuro.

—No se me pierda, doctor. Le recuerdo... analgésicos...

—Como le decía, los "analgésicos" tratan de engañar al cerebro, le roban o falsean datos sobre lo que pueda estar pasando en una zona supuestamente en peligro. Es como sabotear la información al enemigo, en tiempos de guerra. El anestésico roba toda la información y el analgésico sólo una pequeña parte. En vez de desconectar los micrófonos les pone una funda para que capten menos señales del lugar donde se supone que están produciéndose los hechos. El problema es que, en la migraña, no está pasando nada en la cabeza. El cerebro tiene todo el dispositivo electrónico amplificado; ha colocado más micrófonos, el volumen del amplificador está subiendo y usted opta por poner esa leve funda a los micros para bajar el estruendo.

—Bueno, el cerebro migrañoso es mi enemigo ¿no? Cualquier acción a mi alcance que sabotee la información es bienvenida, aunque sea esa humilde intervención sobre los micrófonos.

—No le aconsejo que plantee esto como una batalla entre usted y su cerebro. Su objetivo debe ser el de colaborar en la interpretación correcta de que no sucede nada y que, por lo tanto, no se deben activar las alarmas. Si opta por la vía del engaño o del sabotaje a la información del enemigo, su cerebro interpretará que el "analgésico" ha sido un amigo necesario, que ha neutralizado un supuesto estado interno alterado. Es el que ha devuelto la paz a la cabeza. Le aseguro que no hay nada tan peligroso como esa conclusión a la hora de tratar de solucionar el problema de la migraña.

—Conozco a una amiga que fue al neurólogo, le dio unas pastillas que le fueron de cine y ya no volvió a tener migraña. Otros cuentan acciones milagrosas con la homeopatía, las hierbas, la acupuntura o la meditación transcendental. Puede que todo sea debido a engaños como usted dice, pero no me hubiera importado que hubieran engañado a mi cerebro. Cuando *algo* funciona así de fácil ¿qué importa si ha habido engaño o no?

—Si supiéramos que siempre va a ser así no estaríamos metidos en este berenjenal de "usted y su cerebro". Antes de inclinarme por la "Neuronología" atendía a muchas pacientes migrañosas desde la absoluta confianza en la doctrina oficial de los genes, las hormonas y los estreses. Recetaba con profundo convencimiento y muchas de ellas iban bien. "¿Por qué no habré venido antes a esta consulta?" comentaban las confiadas pacientes. Con los años volvía a verlas reincidiendo en el dolor y ya las cosas empezaban a torcerse. Al final, una vez se acababa el arsenal de tratamientos, utilizaba el recurso oficial para estos casos: "está usted deprimida y por eso no va bien" o "abusa de los analgésicos". Afortunadamente tuve la suerte de ver el tema desde este otro ángulo. Si yo tuviera la certeza de que aplicando una terapia farmacológica podría controlar fácilmente y sin efectos secundarios el terrible problema del sufrimiento migrañoso, no me esforzaría en contar estas batallitas cerebrales.

—Puede que tenga razón, pero no puedo evitar mantener un deseo oculto de que exista un tratamiento milagroso.

—Nuestro aliado conceptual, Lorimer Moseley, habla de las ideas-virus en el dolor. Una de ellas es la creencia en los efectos milagrosos de las terapias: las pastillas, hierbas, agujas, pócimas, ensalmos, meditaciones, dietas, manipulaciones, relajaciones, reorientación de energías en el domicilio... y un catálogo infinito, en continua expansión. Los medicamentos proceden muchos de ellos de las plantas, las llamadas "plantas medicinales".

—Intuyo por su tono entrecomillado que es una palabra también retorcida y peligrosa.

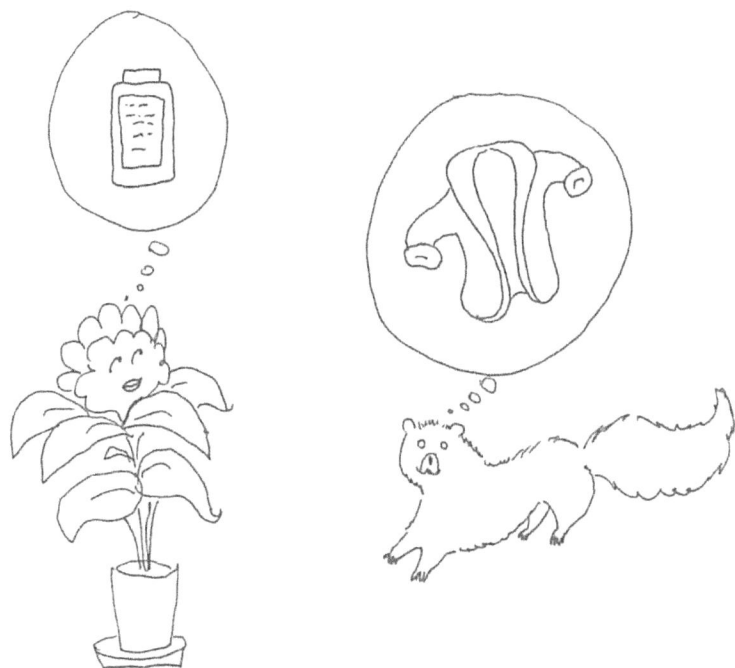

—En efecto, es extremadamente perversa... y falsa. Desconfíe de los seres vivos que se le ofrecen para ayudarle desinteresadamente.

El concepto de planta medicinal sugiere que hay vegetales cuya razón de ser es la de aliviar el sufrimiento humano. Sería como considerar que los visones son animales "abrigadores".

Tanto los visones como las plantas son como son porque han seleccionado armas adecuadas para protegerse a sí mismos. El hombre y los demás animales vegetarianos lo que hacen con las plantas es comerlas, acabar con ellas violentamente. Las necrosan. No hay plantas que acepten encantadas esa inmolación para que su depredador siga vivo y sano. Las plantas seleccionan todo tipo de armas defensivas para castigar debidamente a quien las mata "desde fuera". Pinchos, venenos... y compuestos "medicinales". Según la idea de "lo medicinal" habría también animales "medicinales". Por ejemplo, hay pájaros que se quitan los ácaros cogiendo con el pico hormigas vivas y aplicándolas sobre la zona con picor. La hormiga ("animal medicinal") segrega ácido fórmico, un excelente enemigo de los ácaros, pero no se presta voluntariamente a ser una medicina, ya que muere en la prestación del servicio.

Cuando la planta quiere que la comamos desarrolla armas de seducción. Los frutos, apetecibles y sabrosos, sirven para invitarnos a comerlos para que, a cambio, transportemos la semilla —generalmente amarga y muchas veces venenosa— y la depositemos lejos del árbol madre. No tiene sentido que una planta segregue medicamentos para animar a que la coman violentamente.

—¿Qué objeto tiene entonces el "compuesto medicinal"? Tengo entendido que la aspirina procede de un árbol. ¿Qué ventaja obtiene ese árbol produciendo un analgésico tan benefactor de la humanidad?

—La aspirina o ácido acetil-salicílico procede efectivamente de la corteza del sauce. Su acción sobre la química del organismo consigue efectos anti-fiebre, anti-inflamación, anti-dolor y anti-agregación de plaquetas.

—No suena mal. Lo último no lo he entendido.

—Obstruye el proceso de agregación, de apiñamiento de las plaquetas, unas células sin núcleo que se agregan formando tapones en los lugares donde se ha producido una hemorragia. La aspirina obstruye este proceso. Si hay una situación con tendencia a la formación excesiva de trombos —trombosis—, la aspirina puede crear un estado de cierta protección.

—Suena todavía mejor: *algo* que nos baja la fiebre, la inflamación y el dolor y nos preserva de las trombosis.

—Es cierto, pero aumenta el riesgo de hemorragia, y además se supone que el dolor, la fiebre y la inflamación son acciones defensivas del organismo. Si volvemos a los tiempos de la sabana, un homo sapiens que ha tomado una aspirina está más expuesto a que le coma el león. El hecho, lógicamente, tiene menos importancia en Vitoria. Sin embargo, el consumo crónico de aspirina no es inofensivo. El café tampoco es una sustancia fabricada por la planta para potenciar la interacción social. No deja de ser un tóxico que confunde al cerebro. El opio utiliza la morfina para privar a su depredador de la percepción de dolor y frenar la respuesta inflamatoria. Evidentemente no lo hace por compasión, sino para aumentar la probabilidad de que le vaya mal con los leones.

—¿Está sugiriendo acaso que no debemos nunca tratar el dolor?

—En absoluto. Nuestro conocimiento nos permite controlar la situación utilizando los tóxicos vegetales para nuestro beneficio. Han prestado y seguirán prestando grandes beneficios en el control de enfermedades y en el alivio de sufrimiento. Sin embargo, no soy partidario de lo que se denomina *aceptación social del uso de medicamentos*: fármacos que nos devuelven el bienestar sin pedir nada a cambio. Tomamos café, aspirina, valerianas, antidepresivos, "pastillas para dormir", aspiramos el humo de un cigarro, algunos esnifan cocaína...

Cuando se produce daño necrótico, violento, debemos identificarlo y evaluarlo. Podemos controlar la protección del organismo con nuestros medios actuales y ello nos permite aliviar un sufrimiento que, en la sociedad actual, ya no cumple necesariamente una función. Otra cosa es cuando no existe daño necrótico, sino cerebro confundido y alarmado. En este caso la evaluación no es correcta y debemos optar por devolver esta evaluación a su lugar ideal: no hay necrosis ni va a haberla, por lo que hay un error en la activación y desarrollo del proceso de dolor. El recurso al analgésico puede estar justificado si no conseguimos el objetivo de ayudar al organismo y a nosotros mismos en la tarea, pero no estoy de acuerdo con los consejos habituales de: "métase al cuarto oscuro y tome precozmente un analgésico".

—Puede que tenga razón, pero póngase en nuestro lugar...

—Hay otro motivo para desaconsejar el uso precoz del analgésico y renunciar a conseguir instruir debidamente a los pacientes sobre el tema del dolor. Incluso la acción pedida y conseguida por el fármaco, el efecto real, puede quedar superada por el efecto nocebo y aumentar el dolor tras la toma del analgésico.

—¡Tiempo! ¡Otra palabreja! No... ¿Qué?

—Nocebo, *algo* que perjudica por lo que se espera de ello, aunque sea sólo un engaño. Sería algo así como el placebo malo, el antiplacebo.

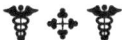

25 El efecto nocebo: las palabras duelen

... La alumna queda pensativa. Deberá reflexionar más sobre los fármacos. Cuesta despedirse de lo que nos ha servido como consuelo. Los Reyes Magos no existen, pero funcionan. Los regalos de Navidad, la Navidad nos hace más felices... luego debe existir, debe protegerse y subvencionarse. El neuronólogo, sin embargo, no está de acuerdo con lo de la Navidad ni con lo de los Reyes. Cree que están de más y generan más sufrimiento del que dicen aliviar. Especialmente generan dolor y confusión a los que no encajan en el guión, en el engaño: los niños sin padres o sin recursos. La doctrina es perversa: el niño debe ser bueno y, al llegar la Navidad, puede solicitar todo aquello que desee a los Reyes. Estos le traerán todo lo que pide... si son buenos. El niño pobre o sin padres no tiene ni siquiera zapatos y nunca conseguirá ser lo suficientemente bueno para ser premiado. Nunca entenderá su teórica maldad y, menos aún, la evidente bondad de un niño canalla, hijo de padres pudientes y ostentosos, que muestra una estrafalaria moto con motor eléctrico ante sus narices. Ni los zapatos desenmascaran la verdadera cualidad de los niños en el test solemne de la noche de Reyes ni la migraña pone al descubierto unos genes defectuosos, unas hormonas excesivamente variables o una vida excesivamente agitada. El misterio de la Navidad... el misterio de la migraña... El neuronólogo recuerda, con fastidio, que todavía no ha comprado los regalos a los nietos. Es Navidad...

—Si el concepto de efecto placebo no tiene demasiada publicidad y, sobre todo, la que tiene es francamente mala, el efecto nocebo no tiene ninguna. Esto tiene, al menos, la ventaja de que no hay que eliminar primero falsos conceptos. Es un concepto virgen.

—Reconozco que es así para mí. Me alegro de que, por esta vez, mi ignorancia le resulte una ayuda.

—La cuestión es sencilla: todo aquello que alerte al cerebro sobre efectos perjudiciales podrá ser tenido en cuenta por él e influirá, lógicamente, en la toma de sus decisiones. Si usted comunica a la población de Vitoria que se ha producido un escape radioactivo en la central nuclear de Garoña y que ese escape puede tener consecuencias, es posible que ya el agua no sepa como antes, aunque la radioactividad no produzca efectos detectables por el organismo. Este se limita a comprobar los efectos nocivos cuando se producen, pero no puede detectar la presencia de radiación. Los ciudadanos dependemos, lógicamente, de lo que nos cuentan. Si la información habitual sobre cabezas y cuestiones que las perturban encuentra una buena acogida en el cerebro, éste estará atento a lo que pueda pasar y, en cualquier momento, iniciará su primera alerta infundada creando las condiciones necesarias para que nazca una migrañosa.

—Antes ha dicho que el efecto nocivo...

—No-ce-bo.

—Perdón, decía que, si no recuerdo mal, ha comentado usted que el efecto nocebo puede incluso neutralizar la acción benéfica de un fármaco.

—Así es.

—Si la publicidad sobre los fármacos es positiva, es decir, sólo habla de sus virtudes, no entiendo cómo va a crearnos problemas.

—La información sobre fármacos contiene ciertos elementos interesantes que hacen que las cosas se tuerzan. Por ejemplo: nos han enseñado a pensar que el "cuerpo se hace a los fármacos" y que cada vez se necesita *algo* más fuerte o, al menos, se precisa ir cambiando de analgésico cada cierto tiempo.

—Eso creía, pero seguro que estoy equivocada.

—Sí. Está también la idea de los fármacos "suaves", los "fuertes", el fármaco en vena, etc. Cuando un fármaco no funciona en una sola crisis ya se viene abajo para las siguientes. Le abandona y ya no se recompone la relación. El desamor entre fármaco y cerebro. Esas oscilaciones y derrumbes en el efecto terapéutico no dependen tanto de las acciones reales de los analgésicos, sino de la evolución de las ideas, las creencias, expectativas o incertidumbres. Son efecto nocebo. Por eso, si uno utiliza fármacos, es mejor confiar en ellos para siempre.

—¿Por qué no es recomendable tomar precozmente el analgésico? No sé si el ejemplo es válido, pero es como sugerir que uno espere a que el incendio alcance cierta importancia antes de proceder a apagarlo.

—Le recuerdo previamente que estamos hablando de un estado de alarma ante un supuesto e inexistente incendio, es decir, del dolor en ausencia de necrosis. Hecha esta salvedad importante, es evidente que si no contempla ninguna otra opción que la farmacológica y centra todos sus esfuerzos en el control inmediato del malestar de ese día, la respuesta es: tómese el analgésico precozmente si quiere aumentar la probabilidad de que tenga éxito, pero eso le empieza a complicar el futuro. Recuerde que está el sistema de recompensa por medio y no es muy fiable fuera de la sabana africana. El éxito de ese día empieza a crear condiciones de fracaso para más adelante. Si un fumador se plantea la cuestión de encender o no encender un cigarro desde la perspectiva del malestar de ese momento, acabará encendiéndolo. Su sistema de recompensa le eliminará el malestar de la abstinencia y todo quedará preparado para la próxima vez. Obviamente si el fumador pregunta: ¿Qué debo hacer para encontrarme bien ahora mismo? la respuesta es: ¡Fúmese un cigarro!

Grabe bien esto en su memoria de futuro: el sistema de recompensa africano ancestral es peligroso para encontrarse bien en Vitoria.

—Al final funcionamos como borregos.

—No olvide que somos una especie gregaria, socializada, dependiente de nuestra cultura. Eso no es malo. Simplemente, deberíamos tomar precauciones.

—Estamos indefensos frente a la información. ¿Cómo podemos saber si lo que nos cuentan es verdad?

—Adquiriendo conocimiento. Por desgracia, lo que nos enseñan en los colegios se autodestruye cuando obtenemos los certificados y nos quedamos con un pequeño bagaje de ideas que no sirve para protegernos de las supercherías. La escolarización debería servir para conseguir inmunidad frente a lo inmoral y lo falso, pero desgraciadamente no es así. Seguramente tuvo que esforzarse para aprobar matemáticas, física, química, biología, lengua y filosofía. Si los conceptos permanecieran vivos, su cerebro habría sido más renuente a aceptar determinadas ideas sobre salud y enfermedad. Nadie cree que los elefantes vuelan, pero muchos aceptan, por ejemplo, la patraña de que la humedad perjudica "los huesos" o que el estrés produce dolor de cabeza...

—Reconozco que yo sería una de esas, que está dispuesta a creer que un día húmedo y frío justifica que nos duelan los huesos y las articulaciones... Ahora entiendo que puede que no sea cierto... a no ser que realmente crea que... la humedad y el frío perjudican a los huesos y articulaciones.

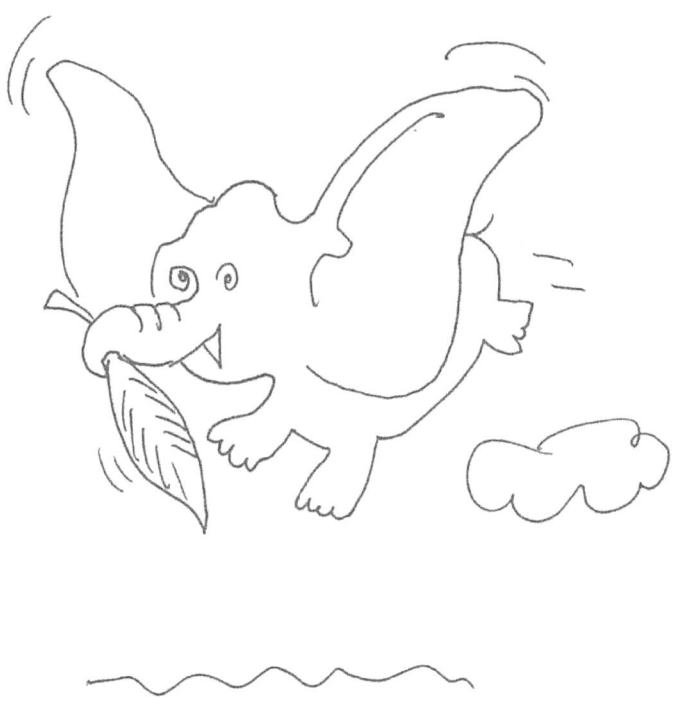

—¿Recuerda la película de Walt Disney, Dumbo? El personaje era un elefantito con unas enormes orejas, repudiado en la manada por su fealdad. Una cuadrilla de cuervos se apiada de su situación de abandono y le anima a formar parte de su grupo. Observando sus grandes orejas piensan que quizá podría volar y le animan a intentarlo. Al principio, Dumbo se resiste. Tiene miedo. Piensa que sin plumas no lo conseguirá. Uno de los cuervos le sugiere que coja una pluma con la trompa y que así será un poco más ave. Dumbo se traga el engaño —placebo— y se lanza confiado al aire desde un árbol. Todo funciona de maravilla con la pluma... y las orejas que funcionan como alas. Él está convencido de que es la pluma la que le hace volar. En uno de los vuelos se despista y suelta la pluma. En ese momento le entra el pánico y pierde el control, precipitándose al vacío. Sus amigos cuervos le confiesan el engaño y tratan de convencerle desesperadamente de que son sus orejas-alas las que le hacen volar. Un segundo antes de darse de bruces, Dumbo reacciona y vuelve a mover las orejas adecuadamente, racionalmente, y sortea la catástrofe, remontando el vuelo. Ya no volvió a necesitar la pluma mágica para volar. Había descubierto el poder propio de sus enormes orejas-ala.

—Luego... ¿los elefantes vuelan? ¿Cualquier cosa que creamos se convierte en realidad? Recuerdo algún sueño en el que he conseguido hacerlo. La fe mueve montañas... Creer para ver... el poder de la mente...

—¡Alto ahí! Retiro el ejemplo de Dumbo. Es lo malo que tienen los ejemplos: si no se anda con cuidado producen el efecto contrario. Los elefantes sólo vuelan en los sueños, en el cine. El poder de la mente no existe. La fe no mueve montañas. Las cosas suceden por mecanismos comprensibles, simples, de este mundo. ¡Déjese de historias!

—Enfríe su mente doctor... Utilice su cerebro... Haga caso de Aristóteles...

26 El poder de la mente

... El neuronólogo se ha mostrado especialmente reticente respecto al tema ese del poder de la mente. La alumna pensaba que de todas estas sesiones iba a conseguir unos poderes o capacidades especiales para controlar el dolor, pero la reacción casi airada del doctor le ha confundido y decepcionado. Si no consigue más poder mental no ve la manera de controlar su migraña. Resuena en su cabeza la idea de que sólo aprovechamos el 10% de nuestra capacidad cerebral y eso podría explicar por qué somos tan torpes y necios. Recuerda, sin embargo, que el doctor le ha aclarado que se trata de una falacia más, un mito sin sentido. El cerebro utiliza siempre todo lo que tiene a mano para sacar adelante la supervivencia del individuo. "Todo" quiere decir... todo el conocimiento a su alcance. Necesita más conocimiento... o... ¿menos? A lo mejor habría que hacer un "lavado de cerebro". Parece que el neuronólogo se calma y retoma, conciliador, la conversación...

—El famoso "poder de la mente" es una falacia, un mito, una leyenda urbana. ¿El 10% de nuestra capacidad...? ¡No sea tan ingenua!

El objetivo del trabajo cerebral es el de mantener vivo el organismo. Para conseguirlo, dispone de información. Esta información es correcta o incorrecta. Si es correcta, aumenta la probabilidad del éxito. Si no lo es, aumenta la probabilidad del fracaso. *Hay sólo dos tipos de dolor de cabeza, no más de cien como sugiere la clasificación oficial de los dolores de cabeza: el dolor inteligente, ajustado a la realidad, y el erróneo, el incoherente con ella.* La migraña es un dolor erróneo, innecesario. Aparece por el extraordinario poder de la mente... para dejarse embaucar por la cultura. Debe hacer *algo* para recuperar el sentido común de las decisiones defensivas de su cerebro a la hora de valorar lo que es peligroso para su cabeza y no lo es. Adquiera conocimiento fiable y olvídese de adquirir esos supuestos superpoderes ocultos del 90% cerebral desperdiciado.

—Captado el mensaje. No puedo evitar hacerme ilusiones. Lo siento.

—El elemento importante de la historia de Dumbo es la pluma: el poder del engaño. Podríamos construir una historia similar con un cuervo que consigue hablar al colocarle un collar mágico en el cuello o, mejor, con una historia inversa en la que el cuervo no consigue volar al colocarle un supuesto collar maldito. Es bueno que el cuervo, el elefante y el ser humano conozca su verdadera naturaleza: lo que biológicamente hemos recibido. Nuestra biología dispone de la cultura como componente fundamental. Nos permite volar —en aviones o en un espacio sin gravedad— bucear —con botellas de oxígeno— o llegar a la luna. Podemos detectar con nuestros instrumentos el interior del átomo. Esos son los poderes de la mente, el conocimiento colectivizado, validado y acumulado a lo largo de nuestra evolución. Ese conocimiento lleva acoplado inevitablemente un falso conocimiento, el que facilita los errores del aprendizaje. ¡Ande con cuidado! Consiga el sencillo poder mental de poner sensatez y confianza en los archivos del futuro de su cabeza.

—Eso espero, doctor. Renuncio a la idea de los poderes mentales. Me conformo con ese famoso 10%. En realidad, es el 100%. No hay más.

—Puede que podamos recuperar un sentido a lo del 10%: sólo el 10% de lo que nos cuentan sobre dolor es correcto.

—¿Debo entonces librarme de ese 90% y así el 100% de lo que sé será correcto?

—Suena bien.

—Podemos continuar con la limpieza cerebral.

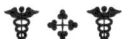

27 Homo sapiens —*ma non troppo*—

Se equivoca bastante... pero no siempre corrige sus errores

... Equivocarse es humano. Corregir es de sabios. La alumna es humana y probablemente está o estaba equivocada. No es culpa suya. La dependencia de sus convicciones de lo que dicen los expertos le conduce al callejón ¿sin salida? de la migraña. ¿Qué hace el cerebro para detectar y corregir el error? ¿Ha previsto la naturaleza mecanismos para protegernos de lo erróneo? Si el cerebro nos condena a hacer predicciones, a anticipar los acontecimientos, lógicamente cometeremos muchos errores. La toma de decisión y la detección de error, efectivamente, son dos funciones, dos tareas cerebrales básicas. El cerebro decide, analiza los resultados y corrige. Aprender es intentar, equivocarse y corregir, cometer siempre errores, pero cada vez de menor cuantía. Empezamos a cantar desafinados, pero poco a poco vamos acercándonos, sin conseguirlo del todo, a la perfección, aunque algunos cantan cada vez peor. No tienen "oído". Algunas alumnas tampoco tienen "oído", es decir, apertura mental, capacidad para modificar sus convicciones culturales, su dependencia de la información-adoctrinamiento del grupo...

—El problema no es equivocarse, sino no reconocer el error. La migraña es una decisión errónea cerebral: activar un programa seleccionado para emergencias de muerte violenta de células —necrosis— cuando lo único que sucede es que hace sol, hemos comido chocolate o andamos algo apurados con el próximo examen es, evidentemente, una decisión absurda, de escaso sentido común. Es un despilfarro de recursos y una tortura injustificada para el afectado por el error.

—Esa cuestión me ha quedado ya clara, doctor. Entiendo la comparación con la alergia. Son decisiones absurdas, erróneas, de nuestro organismo.

—Ya hemos comentado el carácter rígido de la memoria del sistema inmune. No basta con que el individuo detecte el error de la decisión. No basta con decirse a uno mismo que el polen es inofensivo. Ello no abre la vía a su descatalogación como agente peligroso.

—Volvemos otra vez a lo del diálogo entre mi cerebro y yo.

—Así es. Perdone que me repita; es la cuestión más importante, pero, antes de pensar en el diálogo dichoso, debe conseguir una definición contundente y clara sobre el carácter erróneo de la decisión cerebral. La migraña no es un efecto inevitable de un cerebro genéticamente hiperexcitable, desencadenada por una transgresión o un exceso suyo. Eso debe quedar claro. De otro modo situamos el error en nosotros mismos y cerramos la salida a la corrección. El error existe en la migraña, pero debe quedar atribuido sin duda alguna a la información —imitación e instrucción experta—.

—No insista más doctor, le aseguro que me lo creo.

—Una convicción no es en el cerebro todo o nada para siempre. La ley de *el que gana se queda con todo* es válida, pero se aplica sólo a esa batalla concreta. En realidad, la ley debería decir: *el que gana una batalla concreta, aunque sea por mayoría simple, toma la decisión que defendía para resolver ese día esa cuestión concreta. En la próxima ocasión volveremos a replantear la cuestión y volveremos a proclamar un vencedor que no tiene por qué ser el mismo de siempre. Se considerarán todos los argumentos que se aporten.* Recuerde lo del parlamento neuronal. No desprecie la fuerza de la oposición ni, por supuesto, la suya.

—Reconozco que cuando perdí la batalla me vine un poco abajo, pero me rearmé para la siguiente.

—Me alegra oír ese comentario. Hay alumnas que cuando no van las cosas como ellas quisieran, desplazan el error al propio enfoque: no me funciona luego no es válido el planteamiento, sólo con palabras no se va a solucionar el problema. Necesitan que el médico haga *algo*. El verbo "hacer" es un problema. El cerebro está "haciendo cosas" constantemente. "Hacer" para el cerebro es pensar, procesar sin parar todo el material pedagógico, teórico y práctico, a su alcance. "Hacer" es pensar y "pensar" es creer. Cuando estamos haciendo una tarea automatizada o pasiva —caminar o ir en autobús— que no precisa de mucha concentración, aparece un modo de pensar denominado por los científicos *modo por defecto*. Es un estado de ensimismamiento en el que el cerebro, junto con el individuo, deja vagar la reflexión libremente por diversas cuestiones. Es un estado muy interesante y, a veces, útil. Puede producir notables resultados. Un compañero mío atina con los diagnósticos más difíciles cuando va y viene en el autobús. El *modo por defecto* le permite dar con la solución. El estado extremo de pensamiento cerebral libre es el sueño. También produce, en ocasiones, aciertos singulares en cuestiones peliagudas.

—A veces, la excesiva libertad cerebral del sueño me produce malas pasadas pues me despierto ya con el dolor de cabeza.

—Efectivamente. No se debe dejar al cerebro solo cuando está equivocado y preocupado. Por ello es importante que usted tome las riendas siempre que pueda. Si el debate comienza ya desde que se despierta con la tesis cerebral de que la cabeza está en peligro debe comenzar a ejercer de opositora a dicha tesis y tranquilizar al cerebro. No renuncie a su voz ni a su voto; no se tome rápidamente las pastillas y se meta al cuarto oscuro después de avisar a sus compañeros de trabajo que se queda en casa pues tiene migraña.

—No lo hago. No he dejado de trabajar nunca por una migraña.

—No se lo reprocharía. Realmente es muy difícil e, incluso heroico, trabajar con el cerebro empeñado en la tesis del cuarto oscuro, las náuseas y la pastilla. Debe hacer *algo* muy distinto: oponerse a la decisión defendida por su cerebro. Hacer *algo*, quiere decir, lógicamente, pensar, reflexionar, argumentar, imaginar el interior en orden, dejar de utilizar analgésicos. La opción de tomarlos indicaría que acepta la vía del engaño, con lo cual reforzaría todo el árbol de las decisiones erróneas de su cerebro. Le habría faltado convicción para defender sus argumentos desde la oposición en el parlamento neuronal. No estaría convencida de que las ideas por sí solas puedan corregir la toma de decisión cerebral. Ahí radicaría su error.

Recuerde: existe una toma de decisión en su cerebro. Es la consecuencia de un proceso complejo de aprendizaje influido por la cultura. El dolor es una decisión cerebral. Es una decisión errónea, innecesaria, injustificada, que hace sufrir absurda y costosamente. No hay beneficio ni para usted ni para el organismo. La decisión está tomada. Se inicia el proceso. Es urgente que se active la detección del error. Inicie el debate. Exija argumentadamente la revocación de la decisión en la asamblea de neuronas. Intervenga en el debate. Si recurre al cuarto oscuro y el calmante ha perdido una batalla, no la ha ganado. El sistema de aversión-recompensa ha impuesto su irracionalidad. Acertar con un fármaco es, en estos casos, un error. *No es el fármaco el que ha devuelto la paz química al interior, sino el gesto de obediencia a un cerebro que le exige por imperativo de sus convicciones que debe tomar el calmante y protegerse de los estímulos del mundo.*

Acepte las derrotas, pero no las archive como éxitos de su decisión o como un acto inevitable: "he tenido que tomarme el calmante" quiere decir lo mismo que: "he tenido que fumarme un cigarro" para calmarme. El cigarro y el analgésico son efectivamente "calmantes", pero la verdadera calma se consigue modificando las convicciones sobre peligrosidad.

—Estoy de acuerdo, pero el dolor es a veces tan intenso que no puedo tomar la decisión correcta. Es como si uno confesara cuando le torturan.

—Así es. Le felicito por la metáfora. Es un buen síntoma que surjan ejemplos de su cerebro. Uno no debe ponerse ninguna medalla por haber confesado con la aplicación de un castigo. Puede ser comprensible, pero no encomiable. Si todas nuestras acciones se guían por la consecución del bienestar seguramente tomaremos decisiones erróneas y no seremos nunca conscientes del error. La sociedad del bienestar no nos hace más sabios, sino más comodones y vulnerables al error. En realidad, la sociedad del bienestar potencia el malestar. Las estadísticas así lo dejan ver. La especie no anda muy sobrada de sensación de bienestar.

—Creo que la próxima vez conseguiré no tomar analgésicos ni meterme al cuarto oscuro. Deme otra oportunidad.

—Estoy convencido de ello, pero le recuerdo que debe rebajar su espíritu competitivo.

—Ya, ya, al cerebro no le gusta que le exijan...

—Eso es. Nos volvemos a ver dentro de dos meses. ¡Suerte!

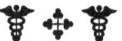

28 La sociedad del malestar

... La batalla interior por deshacer la decisión cerebral de tomar el calmante y meterse al cuarto oscuro no es fácil. Las tentaciones forman parte de nuestras vidas. Tendemos a sucumbir a ellas. Ofrecen soluciones inmediatas sin importar demasiado el medio y largo plazo. Vendemos el futuro por unas migajas de presente. La residente necesita también disponer ya de una fórmula para atender a sus pacientes. Cuando está haciendo guardia en urgencias tiene que atender crisis de migraña. Pacientes desesperados que solicitan una solución, "*algo* en vena" o lo que sea. A veces les ponen a respirar oxígeno con una mascarilla y funciona. Eso complica la cuestión pues muchos acaban comprando bombonas para su domicilio. La residente no se ve sustituyendo la inyección en vena, el suero o la mascarilla de oxígeno por una charla. Un migrañoso en plena crisis no está para charlas ni ella dispone de tiempo y sosiego mental para intentarlo. Tampoco es fácil construir las explicaciones. La residente comparte las tentaciones de la alumna. El problema es de difícil solución. Los dos están tentados por la vía de la solución práctica. ¡Hay que vivir el presente! El plato de lentejas es lo que importa. La primogenitura es *algo* muy etéreo...

—Vista la mejoría de esta paciente, perdón, alumna, estoy dispuesto a aceptar que el cerebro existe y que, realmente, dependemos mucho del contenido de la cultura en la que nos criamos. Esta dependencia nos protege, pero está claro que también puede hacernos más vulnerables.

Tengo la impresión de que, efectivamente, esta señora ha mejorado. No sé si va a tener más migrañas, pero creo que, tal como indicas, dispone de mejor conocimiento. Me gustaría, por la señora y por ti, que le fuera ya definitivamente bien la próxima sesión, pero no necesito que así sea para aceptar gran parte de lo que defiendes.

—Me alegro de que ya no exijas pruebas tipo Santo Tomás, pero debo aclararte que no son ideas que se me ocurren así porque sí. Estos conceptos son el armazón básico actual de la biología del dolor. Los neurólogos mantienen la migraña en una especie de santuario conceptual donde no penetran los resultados de la investigación básica sobre cerebro y dolor. No deja de ser una paradoja que por un lado sea la cabeza ese lugar privilegiado y sean también los neurólogos los que menos atención prestan a lo que se va sabiendo sobre la génesis de la percepción en general y la de dolor en particular. Para ellos, existe una "enfermedad" bien individualizada, la migraña, con su genética y sus moléculas implicadas y, por otro lado, un confuso mundo psicológico-físico generado por las "tensiones" de la vida moderna que se expresa a través de la llamada *cefalea tensional*.

La migraña sería un dolor de cabeza noble, biológico, sin responsabilidades del individuo, un destino marcado en los genes, mientras que la plebeya cefalea tensional identificaría a un individuo que no acierta a ordenar su vida. Por eso el neurólogo David Ezpeleta, migrañoso confeso de fines de semana, sugiere que, en realidad, los neurólogos que confiesan su dolor de cabeza y nutren las escandalosas listas de migrañosos dentro del gremio de expertos en migraña, tienen cefaleas tensionales, pero si se les pregunta, las disfrazan de migrañas. Se puede ser migrañoso, pero es indigno y humillante sufrir cefaleas tensionales. Es como reconocer un fracaso vital.

—No me ha quedado claro el papel de las terapias, farmacológicas o de otro tipo, en el control del dolor. A veces parece que recomiendas huir de ellas.

—Cada doctor y cada paciente debe tomar sus propias decisiones ante un caso de dolor. Está claro que disponemos de mejores herramientas hoy en día para controlarlo, pero eso no quiere decir que hayamos descubierto moléculas nuevas, dotadas de superpoderes. Desde el descubrimiento de las propiedades analgésicas de la morfina —y de esto hace unos pocos miles de años...— no se ha descubierto ningún fármaco que la supere. El organismo está lleno de "morfinas", de opiáceos. Regulan y contienen la respuesta inflamatoria y, por tanto, el dolor. Cuando duele no es porque falte morfina, porque las células sean incapaces de fabricarla, sino porque el cerebro ha dado la orden de que no se libere de los depósitos celulares. Si lo ha decidido así, tendrá sus motivos, pero el dolor no es la consecuencia de una incapacidad, de una insuficiencia para fabricar y segregar morfinas, serotonina o cualquier otra molécula.

El progreso nos ha permitido disponer de morfina a voluntad y podemos llevar la contraria al organismo. No dependemos, como individuos, de sus decisiones. Tampoco se ha inventado nada nuevo para quitar la sed que funcione mejor que el agua. Disponiendo a nuestro alrededor grifos y establecimientos de bebidas conseguimos regular la sed a nuestro antojo. Evitamos la dependencia de las fuentes naturales.

Hoy en día seguimos utilizando los opiáceos para calmar el dolor. El avance reside en una mejor utilización. Saber que la morfina no causa adicción cuando se tratan situaciones de daño necrótico —por ejemplo, en cánceres— ha mejorado el control del dolor en los pacientes. Otro avance destacado es el mejor conocimiento de la importancia de las ideas y las expectativas en su génesis y desarrollo y, finalmente, resulta crucial la forma de afrontar el dolor por parte del individuo. Si construimos culturalmente el mito de "los grandes avances" y la falacia de nuestra capacidad para regular el malestar físico y psicológico a demanda estamos falseando la realidad de nuestro organismo y la de la verdadera eficacia de las terapias. Por ejemplo, la serotonina no es la "droga de la felicidad" y, por supuesto, el tono anímico adecuado no depende de que el organismo la segregue en suficiente cantidad. No hay *algo* equivalente a una glándula hormonal con producción insuficiente y que precisa un aporte externo para recuperar la química necesaria para encontrarnos animosos.

Se deja caer la idea simplona de que la depresión es la consecuencia de un descenso de serotonina —"la droga de la felicidad"— y que podemos reponerla con fármacos y solucionar así, sin más, el problema. Se hace creer a los ciudadanos —e incluso a los médicos— que podemos regular los síntomas eficazmente. Basta tomarse la pastilla "anti" correspondiente: antidepresivo, antitérmico, antiinflamatorio, antitusígeno... "¿No me va a dar nada contra el dolor o para levantar el ánimo"?

Los modelos experimentales de depresión manipulan hasta el extremo los genes y las moléculas de los desdichados ratones de laboratorio para analizar la trascendencia de la genética y la química en su origen, pero siempre tienen que recurrir a colocar a los pobres bichos en entornos estresantes, insuperables, kafkianos y surrealistas donde el organismo se desploma por indefensión. Al valorar los resultados de los experimentos se resalta el papel de la química y se olvida que realmente el ratón ha estado sometido a un estrés invencible, como vivir colgado de la cola, en una jaula con el suelo inclinado o sin olfato, porque le han extirpado el órgano correspondiente.

La serotonina está baja —si realmente lo está— porque el cerebro toma decisiones de desmotivación tras valorar el conjunto de la situación en la que estamos instalados. El presente es una síntesis compleja de nuestra biología —genes—, nuestras experiencias pasadas, las condiciones actuales del entorno, nuestra capacidad y la forma en la que evaluamos el futuro. Tanto el pasado como el presente y el futuro, así como nuestra autoestima y la estimación de los demás —en las dos direcciones— influyen en la forma que calificamos la realidad y nuestra capacidad para superar una situación teóricamente adversa. Todo eso hace que la serotonina ande subiendo y bajando. El Prozac y las sustancias afines modifican de forma confusa y global la disponibilidad de la serotonina en los puntos de comunicación entre las neuronas.

Los resultados son variables e impredecibles, pero, en gran parte, dependen de las expectativas que se generan, es decir, existe un gran componente placebo.

—Entiendo. Lo que para nosotros es una simple reclamación de una terapia para encontrarnos bien encierra un proceso más complejo de lo que nos parece.

—Así es.

—¿Sería deseable, por lo que dices, volver a condiciones más naturales, más de "sabana africana ancestral" para sentirnos mejor? ¿Sugieres que debemos tener una crianza menos protegida, menos higiénica y con más lesiones? ¿Tendríamos que esforzarnos más para conseguir el día a día, superar más adversidades...? No deja de ser una utopía. Todos somos conscientes de que nuestra sociedad del bienestar nos pasa muchas facturas biológicas, ya sabes, el medio ambiente y todo eso, pero es difícil conseguir que los ciudadanos renuncien a las comodidades. No creo que debamos volver a cazar para conseguir comida.

—Evidentemente. La cultura ha producido un entorno garantista, al menos en las sociedades "avanzadas". Disponemos sin demasiados problemas de los mínimos de subsistencia —alimento, agua, cobijo y amparo social—. Pocos ciudadanos se mueren de inanición, deshidratación o frío, pero no dejamos de comentar que nos "morimos de hambre, sed o frío", lo cual no deja de ser una exageración. La afirmación angustiada de una madre: "mi hijo no come nada" tiene distinto sentido en un país subdesarrollado que en nuestra sociedad de bienestar. No es lo mismo no tener comida que no tener ganas de comer. La anorexia y la glotonería son lujos de los países desarrollados. Las campañas contra el hambre deberían desarrollarse en Occidente, que es donde hace estragos. Controlar el hambre, la sed, la depresión y el dolor se está volviendo un problema creciente en la llamada sociedad del bienestar.

Lo de la sociedad del bienestar es, además, una falacia. Los índices de malestar, que siempre son subjetivos, van en aumento. *El garantismo incrementa la infelicidad.* Los fármacos no podrán controlar el hambre, la sed, el frío, el calor, el cansancio, el mareo, el desánimo, ni, por supuesto, el dolor. Son sensaciones que el cerebro africano genera para presionar la conducta del individuo. La provisión de alimento, agua, refrescos y bancos para descansar no soluciona tampoco el problema o lo hace sólo transitoriamente.

Todo hace pensar que el organismo necesita esforzarse un poco para encontrarse bien. Dar con la dosis adecuada de superación de adversidad no es fácil, pero nuestras neuronas, y, por tanto, todo el organismo y nosotros mismos, agradecen que nos cueste todo un poco. Puede que eso explique el efecto beneficioso del ejercicio sobre la salud.

En contra de lo que se suponía hasta hace pocos años, existen zonas del cerebro donde siguen naciendo nuevas neuronas. La más importante es el hipocampo, un lugar realmente interesante del cerebro, fundamental para grabar nuevas experiencias. La novedad exige también nueva savia, neuronas jóvenes, recambio generacional. Pues bien, el ejercicio promueve la generación de nuevas neuronas en el hipocampo. La depresión detiene el nacimiento de estos nuevos retoños neuronales.

—Sigo sin entender bien cuál es el papel de las terapias. ¿Qué debo hacer ante una paciente que acude a urgencias angustiada porque el dolor es ya insoportable y no ha cedido con los analgésicos comunes y exige desesperadamente una solución, que le pongamos *algo* en vena, ¡"lo-que-sea-pero-quítenme-este-dolor-ya"!?

—La situación de urgencias es distinta. El servicio de urgencias es un universo de presentes, de soluciones al momento. Probablemente tienes que acceder a la súplica del paciente y actuar con fármacos en vena o mascarillas de oxígeno. Si alguien está ahogándose en el mar le facilitas un salvavidas, no un discurso sobre su capacidad de flotar. Eso vendrá después. Una vez controlada la situación debe afrontarse el futuro.

No todos los ciudadanos aceptarán el enfoque pedagógico. Cada individuo es distinto. Hay quienes aceptan o incluso prefieren considerar que el malestar es siempre la consecuencia de una perturbación interna. Muchos médicos o terapeutas también lo creen. Ciudadanos y profesionales convencidos de poder definir las causas del malestar y neutralizarlas se organizan como pacientes y terapeutas, y solicitan y ofrecen sus servicios. Ponen etiquetas al sufrimiento, lo clasifican hasta el infinito, se reúnen en congresos interminables —sufragados por la industria farmacéutica— para buscar un consenso en los tipos, subtipos y sub-subtipos de dolor para ordenar luego los tratamientos que han demostrado mayor eficacia, en una pugna en la que confluyen muchos intereses de mercado para llevarse el gato al agua con la indicación terapéutica más chic.

Podemos clasificar multitud de tipos de dolor y también podemos hacer lo mismo con el frío, el cansancio o el desánimo. No conozco ninguna clasificación de ningún organismo oficial del estudio del frío. ¿Imaginas una clasificación así, de decenas, de cientos de tipos de frío? No tiene sentido. Sin embargo, existe una clasificación internacional sobre tipos de dolor de cabeza que distingue varias decenas de modos de tener dolor de cabeza. En estos grupos de expertos oficiales es muy difícil plantear modelos pedagógicos distintos de los que ellos defienden. Dentro de esos credos es inevitable aplicar terapias ajustadas a los conceptos que clasifican y organizan el origen y solución del sufrimiento.

—Veo también un peligro. Las explicaciones de que "todo proviene del cerebro" pueden hacer que los pacientes con un problema real, con un daño como dices, no acudan al médico porque piensan que lo pueden o deben controlar, digamos, mentalmente. Eso haría que se retrasara el diagnóstico.

—No se dice que "todo está en el cerebro", sino *algo* mucho más obvio y correcto: "todo lo que está en el cerebro está en el cerebro". Las neuronas sólo hacen lo que saben: recoger datos, integrarlos y pasar sus procesamientos a la red donde luego se intenta sacar conclusiones generales y particulares. Evidentemente es en el cerebro donde se completa el trabajo, donde se construye conocimiento, no en el hígado o en las "cervicales".

Respecto a tu comentario sobre los peligros de atribuirlo "todo" al cerebro te diré que no sólo es desaconsejable la automedicación, sino también el auto-diagnóstico. Hay cuestiones de diagnóstico y tratamiento que no precisan del médico y, menos aún, del especialista, pero eso debe intuirlo el propio paciente. Evidentemente si existe una lesión, una zona de necrosis, el cerebro construye un programa de dolor ajustado a los datos que recibe de los sensores de daño. Si mi cerebro me proyecta tu imagen como una persona colaboras con tu cuerpo en ese proceso reflejando con tu contorno corporal la radiación electromagnética del sol hacia los receptores de mi retina, pero hay veces que el cerebro construye la misma percepción de una persona o de dolor sin que haya nada que impacte sobre los sensores de daño ni una persona que refleje esa radiación solar.

—¿Te refieres a una alucinación visual?

—Exactamente.

—Pero en esos casos existe una alteración mental, supongo. No creo que podamos decir que el cerebro migrañoso es un cerebro mentalmente alterado.

—Hay que ser extremadamente cuidadosos con las palabras. Los detalles y matices son fundamentales. En cierta manera una crisis migrañosa es un proceso alucinatorio. El cerebro construye una percepción "como si" *algo* estuviera allí, dentro de la cabeza, generando problemas. Sin embargo, no es un cerebro alterado, sino equivocado, empeñado en mantener absurda y tozudamente un estado de alerta. Esto sucede porque tiene una instrucción alarmista y errónea. Si se le facilita información adecuada cambia sus construcciones. En las alucinaciones por desvarío mental no conseguirás poner sensatez con la información de que no hay personas amenazantes en la habitación. Frente a la "alucinación" migrañosa algunos prefieren introducir la acción terapéutica, que no deja de ser un engaño, no intencionado ni consciente, pero, al fin y al cabo, un engaño.

—Supongo que para conseguir que la información surta efecto hay que ganarse primero al individuo consciente.

—Por supuesto, pero es más fácil conseguir la colaboración del individuo para una terapia que para un curso sobre biología del dolor. Al menos esta señora parece que colabora.

—Esperemos la próxima visita. ¡Feliz Navidad!

—Que tengas un buen día. ¡Ten cuidado con la Navidad!

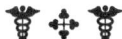

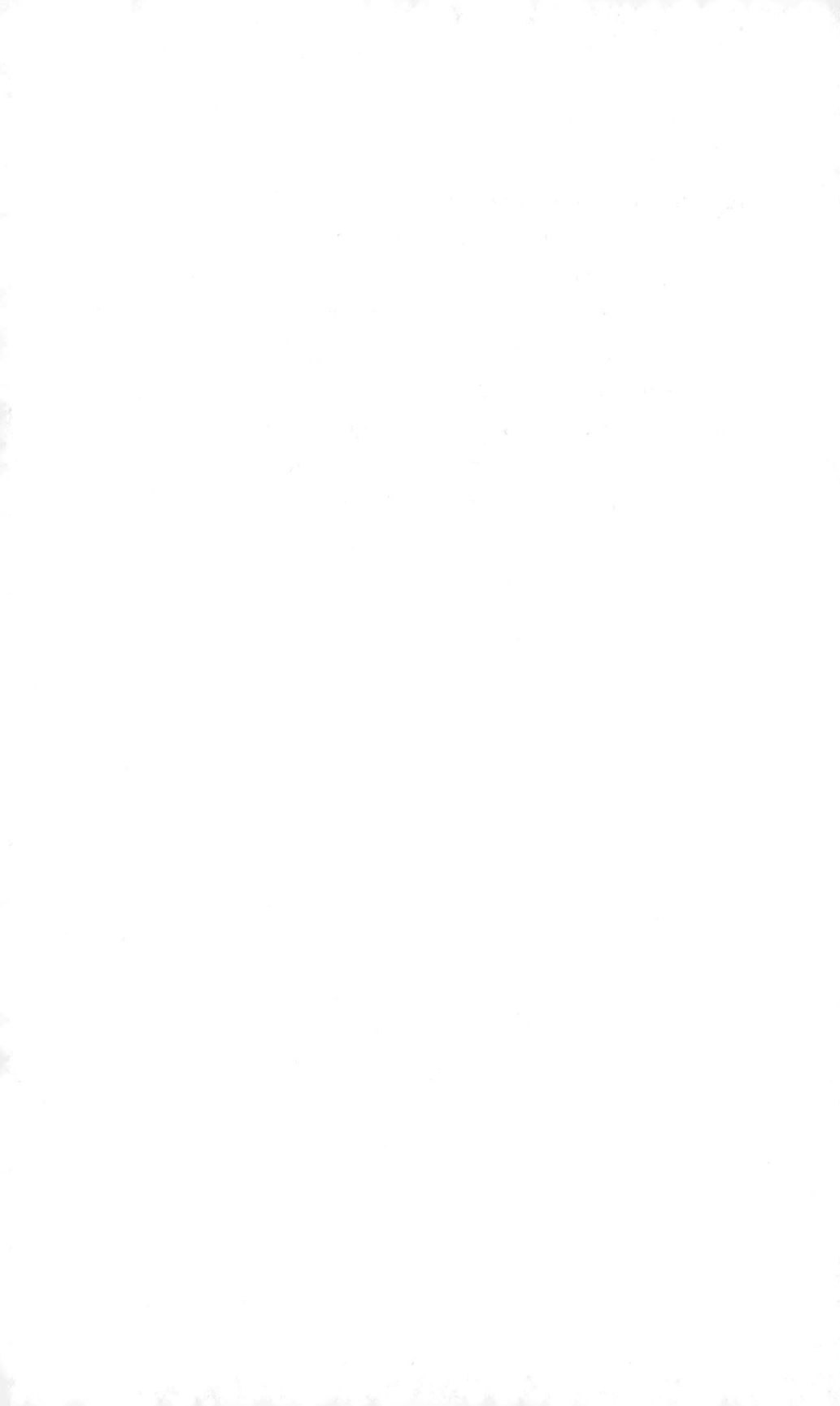

29 Me tomo las cosas con otra filosofía

... La alumna trae una expresión sonriente. Todo hace pensar que la cosa marcha. El neuronólogo desconfía... Cuando empezó a tratar de solucionar el problema de la migraña con clases en lugar de pastillas y consejos, se dejaba llevar por el entusiasmo inicial y se felicitaba por los éxitos —aparentes— de algunas alumnas. "¡Estoy encantada doctor! ¡No he vuelto a tener dolor! ¡No me lo puedo creer!". "Como usted dice: todo está en el cerebro". Sin embargo, algunas volvían al cabo de unos meses a las andadas con migrañas similares o, incluso, peores que las anteriores. Con el tiempo ha aprendido a desconfiar de los triunfos fáciles. Probablemente indican que hay un magnífico efecto placebo. Ya no se interesa tanto por saber cómo van las migrañas de sus alumnas, sino cómo están sus convicciones. Por eso desde hace ya algún tiempo, cuando una alumna comenta que está encantada porque apenas ha tenido migrañas, pone un gesto preocupado y se saca de la manga la pregunta clave: ¿a qué lo achaca? La primera vez que hizo la pregunta a una migrañosa encantada recibió una contestación preocupante: "Me tomo las cosas con otra filosofía". "He aprendido a pasar de todo". "Si alguien me lleva la contraria ya no discuto". "Paso de querer tener la razón". "Pienso en lo que usted me ha dicho y me funciona". Fue consciente de que había convertido a una migrañosa en una especie de zombi, alguien sin emociones y sin orgullo. Por eso le preocupa la expresión sonriente de la alumna. Teme que se encuentre mejor porque "se toma las cosas con otra filosofía"...

—¡Buenos días doctor! ¡Esto marcha! No he tenido ninguna crisis este mes. Antes tenía al menos una todas las semanas. ¡Estoy encantada! ¡No he tomado ni un sólo analgésico!

—¿A qué lo achaca?

—Bueno, he decidido hacerle caso y me he esforzado en afrontar las cosas de otro modo, estar más relajada... No sé... "me tomo las cosas con otra filosofía...". Me va bien. Ya no discuto como antes. ¿Que tengo razón y me la niegan? Ya no me importa. ¡Es increíble el poder del cerebro! Supongo que también ha influido que hemos andado más relajados en el trabajo. He estado menos estresada. Todo influye, supongo.

—¿Qué entiende usted por estrés?

—Le temo, doctor. Supongo que mi idea del estrés no es la correcta, pero, en fin, intentaré contestar a la pregunta: No sé, para mí el estrés es estar agobiada, tener problemas sin resolver, darle vueltas sin parar a alguna cuestión a la que no encuentro solución, trabajar muchas horas, tener muchas cosas en la cabeza a la vez, andar con prisas...

—Para usted el estrés ¿es algo bueno o malo?

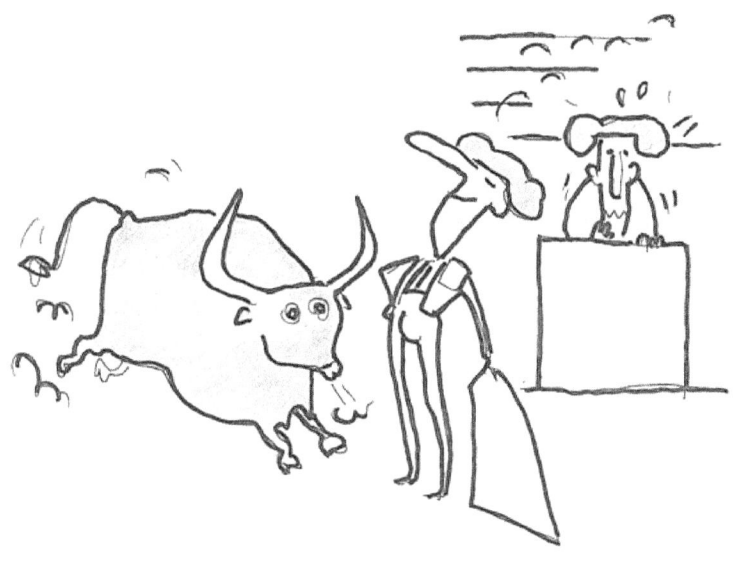

—Supongo que tengo que contestar con la verdad: para mí es malo. Estoy convencida de que para usted es bueno, como con lo de la inflamación.

—Depende, como con lo de la inflamación. Hay inflamaciones buenas y malas. También hay estreses buenos y malos. Habría que hablar más bien de estreses e inflamaciones necesarias e innecesarias. Los estreses e inflamaciones necesarios deben asumirse y afrontarse e incluso agradecerse. A la capacidad de encajar, afrontar y resolver las adversidades se le llama *resiliencia*. Ya, ya sé que es otra palabreja que, además, suena horrible, pero está de moda. Hay ya muchos cursos, talleres y libros de autoayuda para mejorar su resiliencia. Usted, como yo, está condenada a estresarse. No trate de evitar el estrés porque no conseguirá hacerlo. Le recomiendo que en vez de esconderse o hacerse invisible aprenda a afrontar las situaciones y a tratar de resolverlas. Sobre todo, no deje que su cerebro construya falsos estreses como hace mi sistema inmune con el polen. Los estreses innecesarios son, por definición, malos. Consumen recursos para nada.

Estresarse es como gastar dinero de la cuenta. ¿Es bueno gastar o es malo? Depende. Hay gastos inevitables y necesarios y otros perfectamente evitables y superfluos. Lo ideal es que nunca hubiera necesidad de tirar de la cuenta: la vida gratis, el paraíso terrenal. También sería ideal que no tuviéramos que recurrir a la inflamación: la vida sin necrosis, sin lesiones, sin infecciones, esguinces ni quemaduras... pero eso es una utopía. Por ello debemos aspirar a tener sólo estreses e inflamaciones justificadas, es decir, gastos justificados. Cada vez que el cerebro se estresa consume dinero de su cuenta de salud.

—¿Recomienda entonces usted quedarse en casa, en una especie de burbuja, sin gastar nada?

—¿Se refiere a la hibernación? Muchos seres vivos recurren a quedarse en burbujas cuando las cosas no van bien. Se ralentizan los motores y quedan inmóviles, desmotivados, insensibles, apáticos, agotados, sin hacer nada. Es un recurso biológico muy extendido y utilizado para afrontar situaciones de adversidad insuperable. Disponemos en el cerebro de un programa llamado *respuesta de enfermedad* que nos hace sentirnos mal, doloridos, faltos de ánimo, sin ganas de salir y relacionarnos. Es el que se activa, por ejemplo, con la gripe.

Los seres humanos no hibernamos. Nos limitamos a estar "depres", "como si estuviéramos enfermos". Es un estado en el que decidimos ahorrar. Nada de lo que vemos en los escaparates nos parece suficientemente interesante o en otros casos, pensamos que somos pobres y que nunca conseguiremos tener suficiente dinero ahorrado para adquirir nada que merezca la pena. La actitud en estos casos es la de no responder, desvalorizar el exterior o a nosotros mismos. La migraña no corresponde a un estado de hibernación. Una crisis de migraña consume recursos, sale cara.

—Si no entiendo mal sería tirar el dinero, dilapidarlo.

—Peor que eso. Es difícil imaginar una situación tan absurda en nuestra vida real como la de una migraña. Encender primero la calefacción en pleno verano por miedo a un frío teórico anticipado y poco después el aire acondicionado porque hace mucho calor... contratar una póliza de seguros millonaria contra posibles invasiones extraterrestres, invertir en parcelas lunares de una próxima urbanización... En definitiva, estar absurdamente estresado es invertir en activos inverosímiles.

—No podemos evitar pensar en el futuro y tomar precauciones. Cuidarse es invertir en situaciones imaginarias.

—No estoy en contra de los seguros. Sólo le prevengo frente a las pólizas caras contra sucesos aterradores, pero altamente improbables. La necrosis en la cabeza, tanto en el exterior como el interior, es un suceso muy poco probable, por lo que no tiene sentido que el cerebro dilapide recursos costosos para justificar supuestos e inminentes estados de alarma frente a destrozos cerebrales que nunca llegarán a producirse.

—¿Cuál sería entonces el estrés bueno? Me ha liado un poco con el ejemplo del dinero. Si tenemos un problema, por ejemplo:

la incertidumbre sobre el comportamiento del euribor, porque andamos justos para pagar la hipoteca, es inevitable que le demos vueltas y vueltas a los números. Eso genera estrés y... supongo... que... ¿o no?... dolor de cabeza... Veo doctor por su gesto de desesperación que ando descaminada. No puedo evitar que mi cerebro siga pensando así.

—No se preocupe. Estamos aprendiendo a interpretar lo que sucede en el interior de su cabeza. A usted le preocupa, le estresa, la inseguridad sobre la hipoteca y dedica su dinero, es decir, su tiempo, a estirar los números inútilmente. Está despilfarrando recursos. Sus números no se estiran y los del banco no se encogen, sino todo lo contrario. Tendrá que afrontarlo como pueda, moviendo alguna ficha económica. Mientras tanto su cerebro está estresado porque usted anda estresada y teme que se resienta la cabeza con tanto ajetreo de cálculos. Para prevenir males invierte sus recursos en mantener las alarmas dispuestas. ¡Peligro en la cabeza! ¡Estrés, estrés! No tardará en sentir el dolor. Indica que tiene preocupado a su cerebro.

—¿Debo entonces relajarme, dejar de pensar en el problema? ¿Distraerme?

—En absoluto. Analice la situación, tome una decisión económica y ejecútela. Eso es invertir bien, tener resiliencia. Una vez tomada la decisión ocúpese del siguiente tema. Dígale también a su cerebro que lo de la hipoteca no es asunto suyo, que no tema nada, que se relaje y no le active las alarmas pues necesita paz en su cabeza para tomar decisiones. Me ha preocupado eso que me ha dicho de "tomarse las cosas con otra filosofía". Creo que se refería a una estrategia consistente en que todo lo que suceda a su alrededor le preocupe más bien poco.

—Algo así. Pienso que no me ha ido mal.

—Es una solución de mirar a otro lado. No me convence demasiado. Recuerde además que el sistema de recompensa graba como conveniente toda conducta que él asocia a la resolución del malestar. Eso quiere decir que le pondrá dolor para que se relaje porque considera que relajarse es bueno. No hay otra forma mejor de conseguir que se relaje que poner el dolor en la cabeza para recordárselo. Lo más efectivo para que usted coma es activar el programa hambre.

—Es muy retorcido el argumento. Me resulta más fácil pensar que el estrés produce dolor de cabeza y que la relajación lo elimina o previene.

—Ese es el problema. Interpretar el mundo de nuestro cerebro, del organismo, desde las doctrinas que nos han criado.

—Me está empezando a doler la cabeza en este momento doctor...

—Eso quiere decir que su cerebro está de acuerdo con usted. Mal asunto.

—Le entiendo y no le entiendo. Quiero entenderle, pero *algo* se interpone. Puede que le entienda, pero no acabo de creerlo. Me sigue sonando raro.

—El mundo del cerebro es siempre raro. Piense en la forma que tiene de procesar la información en los sueños. Si le dejamos sólo —nos dormimos, o, mejor dicho, nos duerme él a nosotros— se va por los cerros de Úbeda y piensa cosas muy extrañas. Nuestra presencia le ayuda a no ver fantasmas. Nuestros x —más de 5— sentidos le mantienen pegado a la realidad. El problema es, como ya le expliqué en otra ocasión, cuando, a falta de información de los sentidos internos, colaboramos inconscientemente en potenciar los miedos, los estreses cerebrales sobre peligros de interior de la cabeza. Si se mantiene activa esa absurda idea de que el estrés justifica el dolor de cabeza tendrá su merecido. ¿Qué me dice de los ciudadanos que padecen migraña solo los fines de semana?

—Supongo que la contestación incorrecta, que es la única que se me viene a la cabeza, es que duermen demasiadas horas o que pagan las consecuencias del estrés acumulado a lo largo de la semana.

—Eso es lo que dicen los expertos oficiales. Habitualmente los migrañosos de fin de semana son buenos trabajadores, interesados y comprometidos con lo que hacen. Como individuos aprecian su actividad, pero temen que esto les pase factura. Lógicamente, su cerebro también comparte el temor y, una vez pasada la batalla de la actividad de los días laborables, el cerebro activa la alarma para indicar que han trabajado demasiado y que eso figura en el catálogo de actividades peligrosas o inconvenientes. Sería un mensaje de alerta: "en el cerebro entendemos que tienes que trabajar y que eso te encanta, pero pensamos que pones en peligro nuestra integridad".

—De acuerdo. Hablaré con mi cerebro para convencerle de que es así.

—Dejemos ya el tema del estrés. Podríamos tocar la cuestión del cuarto oscuro y silencioso, la guarida, el refugio... el único sitio donde muchos migrañosos encuentran algo de sosiego, aunque otros prefieren continuar con el ajetreo…

—Yo soy de las del cuarto oscuro, del cartel de "no molesten, migraña". Supongo que me va a recomendar una habitación luminosa y llena de bullicio…

30   Al cuarto oscuro

... La alumna ha acabado con un ligero dolor de cabeza. Venía contenta a la consulta. Pensaba que el neuronólogo la iba a felicitar y que ya estaba todo el trabajo hecho, pero, por lo visto, es más complicado de lo que parece. Sigue teniendo dificultades para diferenciar al cerebro de sí misma y teme que no consiga dominar ese mundo complejo y oculto de lo que se traen entre manos —sinapsis— las neuronas de su cabeza. Un neuronólogo ilustre hablaba del continuo "parloteo cerebral". Otro neuronólogo, también ilustre, describía al cerebro como el "telar encantado", la "máquina de los sueños", "el contador de historias". Para ella sigue siendo *algo* confuso... negro... "la caja negra" lo llaman otros pensadores, por supuesto también ilustres. A veces necesitamos la oscuridad, apagar todas las luces y aislarnos de todo... pero el dolor y las náuseas no lo permiten. Nos desconectamos del mundo, pero el cerebro nos conecta con el interior del organismo. El individuo queda en suspenso, inmovilizado en la cama, esperando a que el calmante haga por fin efecto... deshojando la margarita de ir o no ir a Urgencias a que le pongan *algo* en vena... Odia su cabeza. Si pudiera se desprendería de ella como de una muela picada... En realidad, la cabeza es un conjunto de ideas, de convicciones. Una convicción errónea es como una muela picada... también podría librarse uno de ella. ¿El neuronólogo es el dentista o... tiene que hacerse la extracción ella misma...? Parece que *algo* en su rostro refleja sus incertidumbres...

—No se preocupe, soy optimista. Estoy convencido de que todo va a ir bien. Es usted una buena alumna. A los buenos alumnos se les exige más que a los mediocres.

—¿Está seguro? Me da rabia no poder comprender correctamente.

—¡Vísteme despacio, que tengo prisa! dice el refrán.

—Hábleme del cuarto oscuro o del luminoso, como quiera.

—Una crisis de migraña es una secuencia de programas defensivos perfectamente definidos en el genoma y que sirven para protegernos en situaciones de amenaza, en este caso, interna.

—Son programas para la sabana africana, supongo

—Pues sí. Nuestro cerebro culturizado vitoriano no tiene las mismas incertidumbres sobre el interior que cuando, con la misma infraestructura de circuitos y moléculas vivíamos en la sabana pasando hambre, rodeados de leones y rivales también hambrientos. El tema que nos ocupa, el del cuarto oscuro, afecta también a animalejos insignificantes como un ratón. Cuando cualquier bicho oye, huele o ve *algo* no codificado, un estímulo inesperado, una sombra, un ruido, un olor, un resoplido... se desentiende de lo que estaba haciendo y busca rápidamente la protección de la guarida, el cuarto oscuro.

Durante un momento todo lo que identifica el mundo exterior, sus sonidos, luces y olores, pasa a ser una tentación, un riesgo, una inclinación a volver al escenario donde ha dejado la comida, pero donde también puede esconderse el depredador. El cerebro activa el programa: *nada-de-exterior-hasta-dentro-de-*

un-rato. El ratón permanece escondido en su cueva, el pájaro observa desde una rama el panorama y usted se mete en la habitación. El exterior, con sus sonidos, luces y olores se vuelve detestable. El cerebro le protege a su manera. No sólo le pone dolor y le hace vomitar por si ha comido algo peligroso, sino que además le evita tentaciones provenientes del mundo exterior. Le apaga los sentidos, o, mejor dicho, los pone muy sensibles para que todo lo de fuera le resulte insoportable. Si en ese momento se produjera una incidencia de peligro externo en su casa, por ejemplo, un incendio, su cerebro anularía el programa de alerta dolorosa en la cabeza y activaría el programa de *lucha-huida*, inyectándole un chorro de energía en sus músculos y de morfina en los circuitos del daño para actuar de forma decidida e indolora para salvar el pellejo.

—¿Qué me aconseja que haga entonces? Supongo que debo desobedecer a mi cerebro y actuar según mi programa de actividades, no según sus temores.

—Eso es lo teóricamente correcto, pero es lo políticamente incorrecto. Como es mi costumbre le devolveré la pregunta con un ejemplo. ¿Qué debe hacer un individuo que no consigue flotar en el agua? ¿Agarrarse al borde de la piscina, bañarse sólo en una piscina para niños de menos de 3 años, ponerse un flotador, tomar pastillas mágicas para flotar, salir a tomar el sol...?

—Supongo que deberá intentar quitar el miedo a hundirse y aprender a flotar. Eso exige adquirir el convencimiento de que no se va a hundir, claro.

—Si no lleva un traje de baño de plomo, una piedra de 50 kg atada a la cintura ni ningún gracioso le tira del pie, sólo queda la explicación de que su cerebro le plantea la alerta angustiada sobre ahogamiento. No existen explicaciones alternativas como la de espíritus de piscina, estados de energía negativa que repercuten sobre su flotabilidad ni magnetismos que tiran de usted hacia el fondo cuando ha estado sometido a la influencia de campos de radiación electromagnética procedentes de las antenas de los móviles. No permita que el cerebro le saque de la piscina, sobre todo si está en agosto y hace un calor insoportable.

—Lo intentaré. ¿Alguna cuestión más?

—¿Ha oído hablar de Neuronet?

—Ya sabe que no.

—No me sorprende. Yo tampoco conocía el término hasta este preciso momento en que ha surgido de mi cerebro. Supongo que se refiere a que nuestro ordenador, es decir, el cerebro, está conectado a una gran red informática, la cultura. Sospecho que el cerebro quiere hablar de virus... informáticos biológicos, es decir, memes y neuronas espejo otra vez.

—Nunca viene mal un repasito.

31 Virus y antivirus en el cerebro

... La alumna se ha tranquilizado con el comentario optimista del neuronólogo. Realmente necesitaba oírlo. Ahora toca hablar de informática. No se acostumbra a pensar en un organismo repleto de artilugios electrónicos y microchips. Eso le sugiere que somos robots. Prefiere, no sabe bien por qué, pensar en sí misma como *algo* físico básicamente conocido, con una química más o menos controlada con análisis y fármacos. ¿Falta insulina? se pone insulina ¿falta hormona tiroidea? se pone hormona tiroidea ¿falta serotonina? se pone serotonina. El colesterol está alto... tiene la tensión baja... Los buenos consejos también reconfortan: la dieta mediterránea, el aceite de soja, beber mucha agua, gimnasia, sexo, reírse... El resto es una confusa nebulosa psicológica, pero eso le da un toque especial. Definitivamente no le hace gracia saberse un robot, con disco duro y disco blando, con programas y memorias. La voluntad es teclear, la conciencia es una simple pantalla de ordenador... ¿Neuronet? ¡Qué ocurrencia! Sin embargo, tiene lógica... tenemos virus informáticos... estamos en manos de...

—Hay alumnas que no soportan la idea de tener electrónica e informática en su organismo. Eso les hace sentirse como un robot, sin voluntad, a merced de las decisiones de una máquina. Espero que no sea su caso.

—Lo siento. Soy una de ellas. No me hace ilusión tener circuitos y microchips. Pienso en las películas de ciencia-ficción... Robocop... Prefiero pensar en energías o incluso espíritus o almas. Cualquier cosa menos circuitos y microchips.

—Creo que ya le he hablado de Richard Dawkins, el autor del libro: *El gen egoísta* y del término *mem*.

—Me suena muy vagamente... el nombre. Creo que la idea del mem la tengo cogida.

—Escribió un libro muy hermoso: *Destejiendo el arco iris*. En él se afana por mostrar la emoción que el conocimiento, la ciencia, aporta a la observación de la realidad. El arco iris no pierde su misterio por desvelarse el secreto de su generación óptica, sino todo lo contrario. Una neurona es un componente informático y el sistema nervioso es una compleja red de elementos informáticos conectados de forma masiva. Saberlo no debe despojarnos del asombro y del placer de disponer de esta red, un prodigio biológico informático que organiza el mundo de nuestras acciones y percepciones. El conocimiento es emocionante. Saber que nuestro mundo subjetivo, nuestra conciencia, surge del trabajo de todas esas neuronas no debe generar una sensación de artilugio robótico automatizado y manipulado por superpoderes, por el Gran Hermano.

—Bien. Soy un robot, lo asumo. Intentaré alegrarme de ello y disfrutarlo.

—Ya que le gusta tanto tener moléculas le diré que la mayoría de ellas son simples mensajeros. Van de un sitio para otro diciendo cosas tan poco interesantes como: "me han dicho que lo hagas" o "no lo hagas". Otras se limitan a activar la función de memoria: "mantenga en vigor la orden que le llegue durante unas horas, semanas o meses". Ninguna de ellas sabe qué es lo que se dice o hace. Se limitan a obedecer y transmitir órdenes o recomendaciones: ¡hazlo! ¡No lo hagas! ¡Espera! ¡Date prisa! ¡Repite! ¡Recuerda! ¡Atención! ¡Olvida!... El conjunto de esa actividad genera la *percatación* de que sentimos, decidimos e intervenimos.

Prefiero que mis neuronas dependan de lo que han ido registrando como información y experiencia a lo largo de la evolución que de los niveles de unas pocas moléculas. Prefiero ser una historia, un conjunto de ideas, deducciones y predicciones construidas a lo largo de la vida que una farmacia o un laboratorio. Muchas de las ideas actuales tienen tras de sí grandes historias de grandes seres humanos. No nos han dejado un legado químico, sino informático. El problema es que también se alojan en nuestros cerebros la herencia de iluminados con supuestos superpoderes, y teorías y doctrinas de expertos construidas precipitadamente para ajustarlas al fármaco que se promocionaba en la época.

Bueno, vayamos con lo de los virus y Neuronet. A través de los sentidos recibimos constantemente información, que es procesada e incorporada a los diversos programas que nos mantienen vivos. Las decisiones de la red están influidas por los contenidos que van entrando. A lo largo de los años se teje una red de convicciones que valida o rechaza la entrada de nuevas ideas incompatibles con las creencias ya construidas. Ya sabe, los elefantes no vuelan... El problema surge con lo indetectable, con lo pequeño y escondido o con lo que aún no ha sucedido, pero podría suceder.

—La memoria de futuro, que dice usted...

—No es una idea mía, le recuerdo, sino un concepto básico sobre funcionamiento de nuestro cerebro. La predicción, la anticipación, es la función fundamental de la vida. El mundo está lleno de variaciones y sorpresas y es de capital importancia aprender a captar señales que anuncian el peligro.

Los expertos disponen de capacidad para señalar peligros y nos instruyen sobre la cuestión. Sus ideas sobre lo peligroso y sus recomendaciones sobre conductas de prevención se cuelgan en la red cultural y nuestro cerebro cándido, imitador y fácilmente angustiable, va aspirando pasiva e inconscientemente la información sobre los peligros internos y externos, sobre la inconveniencia de nuestra conducta. La atmósfera, la capa del universo en la que vivimos los terrícolas, contiene algo más que oxígeno y "gases de efecto invernadero". También tiene ideas, informaciones. Nuestros pulmones aspiran los gases y nuestro cerebro la información. A esta capa de conocimiento algunos le llaman *infosfera* o *noosfera*. La cultura, el progreso, crea condiciones inconvenientes ambientales, tanto en lo que se refiere a los gases como a las ideas. "El efecto invernadero", "el efecto cuarto oscuro", es decir, el efecto migraña... Usted no puede evitar la inmersión en esa capa cultural; forma parte de su hábitat, su casa.

—¿No podemos hacer nada para protegernos de esa influencia negativa de la cultura? Si el aire está contaminado, nuestros pulmones lo aspiran y sufriremos las consecuencias... ¿Para qué sirve la voluntad, la libertad? ¿Es todo una ficción?

—Le recuerdo que esto es una consulta de neuronología, no un aula de filosofía... La voluntad y la libertad son cuestiones interesantes de neurofilosofía. Evidentemente existe la voluntad y la libertad. No son ficticias. Tenemos esa cuota de responsabilidad a nuestro alcance. Sin embargo, muchos confunden la voluntad y la libertad con el deseo, el capricho: quiero... necesito... luego exijo... tendría que darme *algo* para no tener dolor... Ese *algo* mágico pueden ser pastillas o lo que se quiera... incluso pueden ser "simples" charlas como estas. "Yo escucho y usted me dice las palabras adecuadas... para curarme".

—Yo no genero la contaminación del aire que respiro. Me limito a respirarlo.

—Lo primero que debe hacer es saber que el aire donde reside está contaminado y que le genera problemas. Si, no sólo no lo acepta, sino que culpa a sus pulmones...

—No entiendo...

—Los neurólogos le dirían que sus pulmones son los responsables y que el aire de su casa es excelente. Ellos son los que le han diseñado la vivienda. Usted vive en una casa cultural donde existen unos componentes-ideas que su cerebro aspira. Debe saber que esas ideas son las que generan el problema y tratar de librarse de ellas..., dejar de creer en su veracidad.

—¿Cómo?

—¿Qué hace usted para modificar sus convicciones, habitualmente? El primer paso es el de percatarse de que está equivocada. En términos de informática eso quiere decir que tiene que reconocer que existe el problema de los virus informáticos cerebrales y que puede que todo sea debido en su caso a esa cuestión y no a unos supuestos genes o estilos de vida. Donde usted ve evidencias, hay virus: "el sol me produce migraña" no quiere decir que su cabeza es sensible al sol, sino que su cerebro tiene instalado un magnífico virus cultural que activa los programas defensivos del dolor, el cuarto oscuro y los vómitos cuando el sol ha calentado levemente su cabeza.

—Entiendo, pero cuesta aceptarlo. Me resulta más fácil seguir pensando que el sol afecta, no sé cómo, a mi cabeza y que, por tanto, debo protegerla con las gafas, el velo superior que dice usted.

—Los virus funcionan así. Una vez que da a las teclas —el sol a su cabeza... — se activan los programas obedeciendo sus órdenes. Necesita urgentemente un buen antivirus.

—No se lo pido porque supongo que debo construírmelo yo solita...

—No sea injusta conmigo ni con usted misma. Estamos esforzándonos ya en facilitar el proceso de fabricación del antivirus. Estoy convencido además de que estamos trabajando, ya sabe... moviéndonos en una determinada dirección. El cerebro es el único que puede construir sus antivirus. Usted debe autorizar o adquirir los elementos, es decir, las ideas. Yo sólo intento argumentar para que le interesen, le convenzan...

La aceptación de una nueva idea implica una reorganización de las conexiones de sus neuronas, un cambio en la toma de decisiones de su cerebro, cambios en los mensajeros cerebrales —endorfinas, serotoninas, SP, CGRP... —, la sustitución de amplificadores por filtros —copia eferente—, el cambio de poder en la república de neuronas... ¿No le parece emocionante el Neuronet?

—Lo de las soluciones mágicas tampoco estaría nada mal, pero me doy cuenta de que no existen. Quizás tenga razón. Soy una alumna... soy una alumna... No soy una paciente... no estoy enferma... mi organismo es normal... mis genes son normales... peligrosamente normales, pero son peligrosamente humanos, imitadores, cándidos, contagiables... Tengo una red neuronal distribuida por cada rincón del organismo. Los sentidos son la conexión al Neuronet ese.

—¿De verdad cree lo que está diciendo?

—No lo sé. Quiero creer que es verdad. Creo que tiene lógica, pero, aunque le resulte extraño, puede que prefiera ser una enferma que una persona equivocada.

—Le comprendo, pero esa preferencia es dramática. No sólo debe ver la lógica de todo esto. Es más importante ver que todo el esquema de la doctrina oficial no tiene una base argumental defendible desde el ángulo de la biología. Debe perder convicciones para que puedan instalarse otras. Controle a la oposición. No la infravalore. Hágase con el control de la imaginación. No la deje en manos de su cerebro.

—¿Cómo se hace eso?

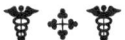

32 Imaginación guiada

... "Piensa que no te va a doler y así no te duele, ya verás..." "Tienes dolor porque piensas que te va a doler..." La memoria de futuro... En el fondo el neuronólogo dice lo mismo que la pescatera... Todo el mundo se empeña en que ella es la responsable del dolor de cabeza. Ya ha intentado imaginar que no duele, pero eso hace que generalmente el dolor vaya a más. Al cerebro no parece que le guste la sugerencia...

—O sea que tengo que pensar que no me está doliendo.

—Esa es una reflexión absurda. Normalmente consigue empeorar las cosas. No niegue lo evidente. Está prohibido el autoengaño, la sugestión no fundamentada. Nos enfrentamos a una interpretación errónea de la realidad. El cerebro le advierte con angustia creciente que la cabeza está en peligro y usted sugiere que no se está enterando o que no se quiere enterar... No creo que su actitud sea bien recibida. No se tape los oídos, sino todo lo contrario.

—Bien. Tengo que pensar que no está pasando nada, que es una falsa alarma, aunque el sonido de la sirena es real.

—Suena mejor... pero sí está pasando *algo*. Su cerebro está intentando forzar una conducta de protección... Toda percepción, recuerde, es una invitación a un comportamiento con una carga variable de presión. Usted debe enfadarse con esa invitación porque, realmente, se trata de una invitación absurda, como es absurda la invitación de un cerebro fumador a que el individuo encienda otro cigarro para aspirar un tóxico. Es el mismo esquema. El sistema de recompensa le aprieta con el dolor para que repita un hábito grabado en los programas. Le sugiere que interrumpa su actividad, tome un analgésico, se meta al cuarto oscuro, vomite... Le premiará si le obedece. El premio es que le reducirá algo la presión.

Detrás de todo ello hay un cerebro que olfatea, evalúa peligro. Es el que inicia y desarrolla todo el proceso. *Usted forma parte, debe formar parte, de esa evaluación y debe aportar crítica, oposición... y enfado.* Sus convicciones le ayudarán. Si no hay convicciones es tarea imposible. Si el vigilante del supermercado le llama la atención porque temía que fuera a robar no debe darle la razón y dejar que le requise todo lo que había comprado y pagado y encima le ponga una multa por su fea intención de robar. Si usted no defiende su inocencia nadie lo va a hacer.

En una migraña el paciente acepta que *algo* está mal hecho —genes o conducta— y que el dolor es la consecuencia de esa transgresión de la normalidad, de lo que debe ser o hacerse: el buen genoma, la buena conducta. No basta con "pensar que no está pasando nada". Debe estar profundamente convencida de ello.

—Tengo la sensación de que se esfuman mis convicciones, pero no sé si alegrarme. Es como si me quedara sin un soporte. Necesitamos las creencias ¿no le parece? El conocimiento no basta. Hay muchas cosas que ignoramos.

—Es bueno reconocer la ignorancia, pero no es bueno ignorar y despreciar el conocimiento, sobre todo cuando nos lo presentan por primera vez y nos resulta extraño, contrario a nuestras creencias. La imaginación debe llevar el contrapeso de lo conocido. El mundo externo está controlado por los sentidos y el interior por sus sucesos y lo que pensamos sobre ellos. Habitualmente en nuestro interior no sucede nada preocupante, pero la imaginación cerebral construye temores sin el contrapeso de nuestras convicciones, o, peor, con la ayuda de ellas. El globo asciende al retirar la amarra del conocimiento y calentar el aire con el temor al dolor y daño...

—Me dijo que tendría que buscar mi propia escenificación de que no pasa nada en mi cabeza. No estoy segura de lograrlo.

—No es necesario imaginar ninguna escena. Hay personas imaginativas que convierten la idea de "no pasa nada ahí dentro" en una escena. Saben construir ejemplos, metáforas. Una alumna me contaba que imaginaba el dolor como una zona negra proyectada sobre el interior del cráneo. Una vez simbolizado el dolor en un cuerpo negro empezaba la transformación del color hacia un tono "agradable". Así conseguía abortar el inicio de las crisis.

El dolor es el que le marca el acierto de lo que imagina, pero, insisto, *lo importante son las convicciones*. El analgésico es eficaz sólo si existe convencimiento sobre su eficacia. No basta con su acción química real. Si se le acopla una falta de convicción, o, nos lo han administrado sin que lo sepamos, oculto en la comida, no hace prácticamente nada. Un analgésico no es una simple molécula, sino *algo* más complejo: una acción —sugerida o exigida previamente por su cerebro—.

—He oído que la hipnosis funciona como terapia para dejar de fumar. ¿Valdría también para quitar el dolor?

—Observo, con cierta preocupación, que sigue empeñada en buscar soluciones, terapias, tratamientos. Intentaré contestar a su pregunta: "hipnosis" es una palabra complicada también. En primer lugar, no tiene nada que ver con los números espectaculares de los programas de televisión. Se trata simplemente de un estado especial de concentración de nuestra atención. No hay poderes mentales del hipnotizador, sino una disposición y capacidad del hipnotizado para centrar su atención en una escena o contenido mental. Es lo que hacemos cuando vamos al cine. Apagan las luces y aceptamos que la pantalla guíe nuestra imaginación. Desde ese momento sentimos y nos emocionamos, inducidos y seducidos por lo que la pantalla nos cuenta y sugiere.

La conciencia es también como una pantalla de cine. En una crisis de migraña el cerebro intenta apagar las luces del escenario y hacerse en exclusiva con la propiedad de su atención para que usted siga como espectadora toda la secuencia de la película migrañosa. Evidentemente es una película de miedo, de terror. Parece que *algo* va a explotar o que un sádico está martilleando su cabeza. Usted como espectadora debe saber que nada de lo que se proyecta en la pantalla de la conciencia sucede en la realidad. Está en el cine y tiene que conseguir desbaratar la película.

El cine cerebral es especial porque es interactivo. Se inicia la proyección y usted es a la vez personaje y coguionista. Puede intervenir en el curso de los acontecimientos. No puede decidirlos, pero sí influir en su desarrollo.

En la crisis migrañosa el cerebro intenta hipnotizarla y usted debe resistirse. Ningún hipnotizador tiene superpoderes. Sólo consigue su propósito si el hipnotizado colabora.

—Debo relajarme...

—No estoy seguro. Cada uno es distinto. Debe intentar continuar con sus planes y defenderlos. Tiene razones para hacerlo y nada debe justificar que su cerebro no lo autorice. Relajarse quiere decir, en todo caso, despegarse de la pantalla, saber que es una película. Lo que debe relajarle, a usted y a su cerebro, es el convencimiento de la normalidad en la cabeza y que todo es un producto de las exageraciones cerebrales, contenidas en la memoria de futuro. No se trata de afrontar tranquilamente una situación comprometida, sino de desbaratar la tesis cerebral de que la cabeza está en peligro.

Una alumna-paciente me contó que un amigo suyo llamado Pepe se decía a sí mismo cuando empezaba a encontrarse mal: "¡Pepe, que te conozco!"

—Lo seguiré intentando.

—Me gustaría hablarle de otro fenómeno cerebral interesante y poco conocido.

—Para no perder la costumbre. Dígame.

—Se llama la onda de depresión cortical propagada.

—Con ese nombre no me sorprende que no tenga éxito.

—Se trata de un modo de respuesta cerebral a distintos estímulos. La descubrió un investigador brasileño llamado Aristides Azevedo Pacheco Leao. Intentaba estudiar la forma en que se propaga una descarga epiléptica por el cerebro y, ante su sorpresa, se encontró que lo que conseguía era lo contrario: él intentaba que las neuronas descargaran de forma excesiva para estudiar la propagación de esa excitabilidad a lo largo de la red neuronal, pero la zona estimulada, tras un breve instante de excitación, se apagaba, quedaba silenciosa y, a una velocidad fija, iba extendiéndose el apagón por la red.

Imagine que en un día caluroso tras las alarmas habituales de los medios sobre "ola de calor" todos los ciudadanos activan a la vez al máximo el aire acondicionado: la pérdida de carga hace que se vaya la luz en una casa y, a una velocidad fija se va extendiendo el apagón por todo el barrio... Se podría llamar a este fenómeno "apagón propagado por exceso de encendido simultáneo". Esto sería la *onda de depresión cortical propagada*. Pues bien, Aristides comunicó el resultado a su jefe, el cual, como sucede a veces con los jefes, despreció olímpicamente el hallazgo.

Leao siguió con sus investigaciones. Sugirió que probablemente el fenómeno guardaba relación con la migraña, en concreto con un síntoma relativamente frecuente en las crisis migrañosas y que produce muchos sobresaltos, consistente en la visión de unas luces y estructuras ópticas, junto con pérdida visual, que preceden, generalmente, al dolor de cabeza. En otras ocasiones se producen hormigueos, falta de sensibilidad o alteración del lenguaje. Es lo que los neurólogos llaman actualmente *auras*. La televisión deja de funcionar y uno cree que se ha estropeado, pero... es una falsa alarma: ¡se ha ido la luz! Al cabo de unos minutos el lugar donde se ha producido el apagón recupera la actividad y se va extendiendo la normalización progresivamente por toda la zona afecta. La zona del cerebro afectada por el apagón recupera la función cuando las centrales eléctricas de cada neurona recargan las pilas.

Hasta hace poco los neurólogos consideraban que el *aura* era un fenómeno vascular: la pérdida de visión, sensibilidad o lenguaje se debería a una "vasoconstricción" arterial, es decir, a un espasmo que disminuía el calibre de la arteria e impediría el paso de la sangre. Tras unos minutos de "falta de riego" las arterias se dilataban en exceso y esa dilatación hacía que dolieran: la *teoría vascular de la migraña*. Por esa época se pensaba que casi todo lo que sucedía en el cerebro estaba ocasionado porque las arterias se contraían o dilataban demasiado.

Es una tradición en Medicina. Cuando se descubre *algo* se explica todo por alteraciones de ese *algo*. Cuando se descubrió el ácido úrico todo era debido a excesos de ácido úrico. Actualmente, con el desciframiento del genoma todavía reciente, todo proviene del genoma. El descubrimiento de sustancias —venenos de determinadas plantas como el cornezuelo del centeno— "medicinales" que contraían las arterias hizo que se utilizaran los ergóticos —los venenos del cornezuelo— para controlar, aparentemente con éxito, las migrañas. En aquella época —y aun hoy, todavía— se explicaban muchas situaciones, por ejemplo, la migraña, por problemas circulatorios. A esta forma de pensamiento se le llama, con perdón, *pensamiento diatésico*. Valora una diátesis o predisposición como causa de la enfermedad. En la diátesis vascular, el individuo tendría unas arterias predispuestas a contraerse y dilatarse de forma exagerada.

Actualmente va ganando peso la convicción de que una crisis migrañosa es una "tormenta neuronal", un exceso de activación, una alerta sensible de las propias neuronas, no de las arterias que les llevan la comida: la *teoría neuronal de la migraña*. Por respeto y agradecimiento a la teoría vascular y por conveniencia aún se sigue hablando de la *teoría neurovascular*, pero las arterias más bien pintan poco en el cotarro migrañoso, aunque, como es natural, cuando hay cualquier movida en el cerebro, el flujo de sangre cambia.

Lo que me interesa es desterrar esa idea aún vigente de que en una crisis migrañosa hay problemas circulatorios y que las arterias o venas están sometidas a cambios peligrosos.

La crisis migrañosa no es un proceso de origen vascular. Es un estado de alerta neuronal, de preparación para la defensa de la cabeza, de activación de programas como el dolor, vómito, intolerancia a estímulos o necesidad de refugio.

Los síntomas visuales, sensitivos o del lenguaje que se producen en el curso de la crisis —a veces precediendo y otras acompañando al dolor—, las llamadas *auras*, se producen porque hay zonas cerebrales que se han sobreactivado por el estado de alerta y pierden transitoriamente la capacidad de generar señal eléctrica en las terminales de sus neuronas. La batería se descarga y la zona no funciona. Al cabo de unos minutos —el tiempo que lleva recargarla— vuelve a funcionar.

—No he tenido nunca "auras".

—Crean mucha alarma cuando no se sabe lo que son. El paciente se asusta. No puede evitar pensar en *algo* preocupante. La imagen de una zona del cerebro que se ha quedado sin pilas por sobrexcitación es más tranquilizadora y correcta que la de una arteria que no aporta la sangre suficiente porque se ha estrechado.

—Reconozco que yo también pensaba que la migraña tenía que ver con problemas en las arterias o venas. Además, el dolor se intensifica con los latidos, es como si me martillearan la cabeza al ritmo de los latidos del corazón. Me alegra saber que no existen problemas de circulación.

—Cuando el cerebro activa recursos neuronales, circuitos o programas para afrontar una situación lo hace de forma muy económica. Aprende con la experiencia a gastar poca energía. El problema surge cuando tiene que afrontar una expectativa, una incertidumbre, una probabilidad, y pasa del escenario de la imaginación al de la preparación a una acción. El miedo imaginario a que suceda *algo* hace que se preparen los programas de alerta innecesariamente. Sucede lo mismo que con los rumores sobre escasez de alimentos en un supermercado. Si cuaja el temor, por los rumores, los ciudadanos acuden en masa a hacer acopio del producto en peligro, dejando desabastecida la tienda en un instante. Las aguas vuelven a su cauce cuando la red de abastecimiento puede reaccionar a la nueva situación. El cerebro repone las baterías de su membrana —eso lleva un tiempo— y las terminales neuronales vuelven a funcionar. Vuelve la visión, la sensibilidad o el habla para tranquilidad del paciente. El pensamiento diatésico sigue vigente. Únicamente cambia de referencia. Antes eran las arterias y ahora es un cerebro hiperexcitable por causas genéticas.

—Lo tendré en cuenta si me sucede alguna vez. *¿Algo* más?

—Creo que hemos tocado ya todos los temas. Vuelva dentro de dos meses. Le deseo suerte y acierto. Siga trabajando.

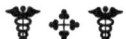

33 Cambiar el chip

… La residente se encuentra en una situación complicada. Ha dedicado muchas horas de estudio a incorporar las doctrinas oficiales sobre dolor de cabeza. Está instalada en la aparente lógica de lo aprendido en la Facultad. Hay respuestas para todo y cuando se acaban dispone de la confesión honrosa y eficaz del misterio: "no se sabe", es una enfermedad "misteriosa". Tiene unos protocolos que clasifican el dolor en diversos tipos con los consiguientes esquemas de tratamiento. Todo está sancionado por los mejores expertos. Basta con hacer unas pocas preguntas y que el paciente vaya diciendo sí o no para que el diagnóstico y el tratamiento fluyan por un sencillo esquema de decisiones. La "toma de decisión" de su cerebro médico está ya preparada por los esquemas. El tratamiento adecuado aparece automáticamente como una coca-cola fluye de una máquina de bebidas una vez se han depositado las monedas. Eso le quita emoción a su trabajo, pero le da seguridad. A la residente le cuesta irse de su confortable casa paterna y sigue viviendo con sus padres y también le cuesta irse de su casa cultural. Eso de la independencia es complicado. Suena bien, pero *algo* nos presiona hacia la dependencia cuando nos es favorable. El aprendizaje paternal y protegido de nuestra especie parece no tener fin. Otros residentes que han pasado por el despacho del neuronólogo atípico comparten recelos o, incluso critican o desprecian decididamente la biología del dolor, el cerebro. No interesa lo que hacen las neuronas; complican las decisiones de los protocolos de decisiones diagnósticas y terapéuticas. *Algo* en su interior, en su cerebro, les susurra: "no me convence". La residente tiene también sistema de aversión-recompensa en su cerebro, esa peligrosa estructura que nos va marcando el camino de las decisiones cómodas con sus códigos de premios y castigos...

—¿Qué, te convence?

—No es fácil. No sé si los pacientes entienden. Puede que sea demasiado complicado para ellos.

—Ya te he citado el trabajo de Lorimer Moseley sobre lo que piensan los médicos respecto a la capacidad de los ciudadanos de entender estas cuestiones... En todos estos años que llevo haciendo pedagogía sobre cerebro y dolor te puedo asegurar que, generalmente, los ciudadanos comprenden perfectamente los conceptos. No se trata de complejidad, sino de actitud, de apertura mental para desprenderse de la cultura en la que nos hemos criado, como pacientes o como médicos.

—¿Cómo y cuándo cambiaste de ideas?

—Ha sido un proceso lento, progresivo. En mis primeros años de neurólogo, todo parecía funcionar conforme a lo aprendido en la Facultad. Cuando decía a los pacientes: "tiene usted una migraña", les aliviaba. Por fin tenían una palabra que reflejaba su sufrimiento. Sucede lo mismo actualmente con el dolor generalizado femenino: tiene usted "fibromialgia". La palabra les ayuda. Sienten que su sufrimiento está reconocido, catalogado como enfermedad con un nombre. Una vez se quedaban aliviadas por tener un nombre para su sufrimiento hacían la pregunta lógica sobre el origen de la "migraña". La contestación que me habían enseñado era la del origen misterioso: "no se sabe". Genes, arterias que se contraían y dilataban, la serotonina, malos hábitos etc. Luego venía la receta y el éxito espectacular en muchos casos. Todo encajaba. Si la cosa no chutaba me quedaba con la conciencia tranquila pues había aplicado todo el arsenal terapéutico a mi alcance. El fracaso, evidentemente, era por culpa del paciente: sus genes, su estilo de vida, su estado de ánimo...

Al cabo de unos meses o años, la misma paciente exitosa volvía a las mismas. Esta vez los fármacos ya no eran tan eficaces. Misteriosamente, ya nada le hacía nada y surgía la desesperación. El ánimo se venía abajo. Sólo la toma constante de analgésicos aliviaba parcialmente el sufrimiento. Al verificar yo el desánimo y el **uso** de analgésicos, el misterio se aclaraba ya que, según la doctrina oficial que por entonces compartía, el abatimiento y el **abuso** de analgésicos habían impedido el adecuado control. Las pacientes acababan desapareciendo, supongo que buscando soluciones alternativas. Los estudios sobre eficacia de fármacos en la migraña se refieren en general a efectos a corto plazo de tratamientos novedosos en el contexto del ensayo y sus resultados no son aplicables al uso cotidiano. Lo que puede ser verdad sobre la eficacia del fármaco estudiado en el ensayo puede no serlo cuando se utiliza el mismo fármaco por los pacientes fuera de esas circunstancias, en la vida diaria.

—Reconozco que estoy instalada en ese esquema doctrinal, con contestaciones para todo y con el recurso del "no sabemos, pero se está investigando". También me han enseñado que el dolor va mal porque los pacientes se deprimen, se vienen abajo, son débiles o no se llevan bien con la pareja o con el jefe. Creo en el abuso de los analgésicos como causa del dolor. En definitiva, que las causas están en el propio paciente. No consigo aceptar del todo que no sea así, sobre todo si al declarar inocente al paciente tengo que aceptar yo la responsabilidad del fracaso.

—Así es. Te costará asumir la responsabilidad y puede que no la asumas nunca y que tu cerebro te prohíba cambiar de convicciones. Ya sabes... el parlamento neuronal... el sistema de recompensa... el autoengaño. Hay una tendencia poderosa cerebral al servilismo oficial, a la aceptación de lo oficialmente correcto, a la evitación de lo políticamente incorrecto. No interesa la "verdad verdadera", sino la "verdad operativa", la que nos facilita la decisión diagnóstica y terapéutica, el cobijo garantizado en el grupo.

Los que protegen nuestra ignorancia construyen palabras mágicas: cuando no se tenía una explicación sobre la generación de calor se inventó la palabra mágica: el "calórico": *fluido misterioso e hipotético que cubría la materia y le proporcionaba la condición calurosa*; para explicar la combustión se inventó el "flogisto": *principio que dota a la materia de la propiedad de la combustión*; para las muertes por infección interna generalizada postparto estaban los "miasmas": *efluvios pútridos derivados de la descomposición de la materia orgánica* a los que se hacía responsables de las muertes de las parturientas en una tétrica sala de maternidad del Hospital General de Viena en el siglo XIX, probablemente el Hospital de más prestigio mundial en esa época. No eran los "miasmas" generados en las paredes del edificio o en el intestino de la embarazada por la retención de heces por la presión del feto los que mataban, sino las manos de los obstetras que transportaban "partículas de cadáver" desde la sala de autopsias a la sala de partos, y que más tarde se demostró que correspondían a microorganismos, invisibles hasta la llegada del microscopio.

"Migraña" también es una palabra mágica:

Condición genética que se transmite por los padres y produce violentos dolores de cabeza por excitabilidad anormal de la cabeza a diversas transgresiones o deficiencias de los pacientes.

A la hora de encontrar explicaciones sobre el origen se tira mano de los genes —otra palabra muy productiva—, los cambios hormonales femeninos —condición biológicamente defectuosa, mal acabada—, los hábitos —sabe que no puede comer queso curado, chocolate, ni tomarse un sorbito de champán— o el estilo de vida —tiene usted mucho estrés... —. Mientras tanto, las ideas, como los microorganismos de la sala de maternidad vienesa, campan a sus anchas. Se generan, se difunden, se expanden y se auto-organizan hasta cerrar el círculo de las respuestas a cualquier pregunta.

Afortunadamente siempre hay autores que se hacen preguntas desde fuera de la disciplina oficial y si uno busca, encuentra. Es sorprendente lo alejadas que pueden estar a veces las reflexiones de los neurólogos de los conceptos básicos sobre el funcionamiento de nuestras neuronas. Las doctrinas oficiales derivan de un mundo muy cerrado, simplificado, reducido y excesivamente dependiente de la necesidad de aportar un "tratamiento". Sólo las moléculas que pasan —aparentemente— los controles de eficacia terapéutica son importantes. Cuestiones fundamentales como, por ejemplo, el efecto placebo, resultan especialmente incómodas pues quitan parte del aparente éxito de los nuevos fármacos y se lo dan a las ideas. Conceptualmente y como efecto analizable y medible, el efecto placebo tiene una importancia extraordinaria. Sin embargo, el tema no interesa.

La eficacia brillante e indiscutible de algunos tratamientos en otros campos de la Medicina, como la patología infecciosa o las deficiencias y excesos hormonales, ha generado un optimismo exagerado sobre nuestra capacidad para controlar con fármacos todos los síntomas. Los antibióticos son eficaces porque nos libran de gérmenes que intentan sobrevivir devorando nuestras células, las hormonas suplen situaciones de carencia de nuestras glándulas y el bisturí permite acceder a un interior que precisa ser reparado. Esta eficacia de algunas acciones terapéuticas se extiende por simpatía a cualquier otra esfera del sufrimiento y llegamos a creer que podemos controlarlo todo: la fiebre, el mareo, las náuseas, el dolor.

La OMS reflejó en 2004 este estado de optimismo en nuestra capacidad de controlar el sufrimiento promulgando el *derecho universal a no tener dolor*. En sus reflexiones concluía que si un ciudadano tiene dolor es porque él o su médico no han hecho bien los deberes. Recientemente se ha criticado acertadamente la proclama del 2004 y se han puesto las cosas en su sitio.

—Me resisto a abandonar la fe en los fármacos. La necesito para funcionar como médico. No tengo otras armas.

—La cuestión de eliminar el dolor no es tan sencilla como parecían creer los expertos que redactaron la carta del derecho a la analgesia a demanda. Podría haberse proclamado ya de paso, el derecho de las personas obesas a no tener hambre. En el fondo se trata de la misma cuestión. Sin embargo, no disponemos ni dispondremos nunca de fármacos ni otras terapias que eliminen exclusivamente el dolor, el hambre, la tristeza o cualquier otra vivencia emocional negativa sin producir efectos secundarios. Ello es así porque no existe ningún soporte neuronal ni químico exclusivo para cada uno de ellos.

El dolor es una percepción compleja y, como tal, es algo que el cerebro construye para expresar hacia el individuo consciente el resultado de sus evaluaciones, su interpretación de la realidad, con objeto de guiar su conducta en la dirección que se juzga conveniente desde la perspectiva del organismo.

Este principio básico de cualquier percepción debería aplicarse también a la migraña: se produce la activación de un programa perceptivo defensivo porque hay una evaluación de peligro y el organismo invita u obliga al individuo a una determinada acción. Esto debe ser aceptado porque es consustancial a cualquier percepción. El problema surge a la hora de cuestionarse el ¿por qué? y el ¿para qué? El ¿por qué? se contesta oficialmente con lo ya sabido: genes, estrés, hormonas, hábitos... El ¿para qué? ni siquiera se plantea.

Cualquier valoración que se haga sobre decisiones cerebrales lógicamente debe incluir un análisis de las ideas que construyen las probabilidades de que la cabeza está en peligro, el motivo por el que está preocupado el organismo por la cabeza el día de la crisis.

La estrategia defensiva migrañosa responde a una lógica: la de bloquear la actividad del individuo.

El organismo lo hace cuando considera que existe una situación de alteración interna. El dolor es una percepción central en la regulación de la conducta con fines defensivos. Si el organismo detecta peligro externo promueve la acción y suaviza el dolor para permitir la lucha-huida. Si el problema es interno, visceral, se bloquean las iniciativas —incluidas las vegetativas, como comer— y se facilita el dolor.

Peggy Mason es una investigadora eminente de la Universidad de Chicago que ha estudiado a fondo la integración de la percepción dolorosa en las estrategias defensivas del organismo. Me encanta porque estudia siempre el dolor desde una perspectiva evolucionista, integrándolo en los intereses generales del organismo. Un mismo estímulo nocivo puede producir más o menos dolor en función de lo que esté haciendo en ese momento. Comer, orinar, defecar y dormir disminuyen las respuestas de evitación de los ratones al aplicarles estímulos nocivos, es decir, probablemente si hablaran nos dirían que han sentido menos dolor que si se les hubiera molestado en un momento en que no estaban haciendo nada biológicamente importante.

El bulbo raquídeo es la zona que continúa por encima de la médula espinal; contiene los centros de control básicos del organismo como la circulación y la respiración. Existe un grupo de neuronas, la *formación bulbar ventromedial*, que regulan los posibles conflictos entre nuestras ganas y deseos y los intereses o temores del organismo. El cerebro protege el sueño, el vaciado vesical, la búsqueda de pareja y, claro está, librarse del león. Peggy estudia la conducta dolorosa de los ratones en esas circunstancias mientras registra la actividad eléctrica de las neuronas de la *formación bulbar ventromedial*. Cuando hay intereses biológicos en juego, esta formación del bulbo raquídeo facilita o bloquea la percepción de dolor a través de subgrupos de neuronas: las llamadas neuronas "ON" facilitan el dolor y las "OFF" lo bloquean.

Esta formación del bulbo raquídeo está conectada con múltiples zonas cerebrales que son las que evalúan la situación, el contexto y descargan la decisión final de facilitar u obstruir el dolor promoviendo, a la vez, conductas de escape o de inmovilidad. Lógicamente este centro considera la información —deseos, consejos y alguna que otra orden— de las altas esferas —incluido el individuo consciente— y, en otras ocasiones corta por lo sano y toma sus propias decisiones. La jerarquía en la red neuronal cambia constantemente en función de lo que sucede y de las prioridades. Un ratón que percibe al otro lado de un tubo el olor inconfundible e irresistible de las feromonas de la ratona lo atravesará sin vacilación, aunque ello le cueste unas cuantas descargas aplicadas por el investigador o investigadora de turno.

El centro bulbar adapta asimismo la percepción dolorosa a los planes motores del cerebro. A través de la copia eferente toda conducta motora, con su consiguiente evaluación, lleva aparejada un cambio en el dolor, bien para facilitarlo o para bloquearlo. El movimiento autorizado y promovido es un potente analgésico y el movimiento temido amplifica extraordinariamente el dolor; incluso puede generarlo directamente por valoración errónea, alarmista, de fragilidad de nuestros huesos, articulaciones, músculos y tendones.

—Lo entiendo y puede que tengas razón, pero no es fácil, ni para mí ni para los pacientes. Tengo una pregunta que quizás te hacen también tus pacientes, perdón, tus alumnas. ¿Por qué aparece la migraña a partir de un momento determinado? ¿Qué hace que aflore?

—No se trata de si "yo tengo razón", sino de si es cierto, es decir, está demostrado que todo lo que se explica es cierto. *No se trata de actos de fe, sino de conocimiento.* Cuando te decidas a creer en *algo* tus decisiones deberán estar influidas por el conocimiento, por lo que sabemos sobre organismo. Es una cuestión ética: lo verdadero o lo práctico —para el paciente o para ti—. *Uno puede optar por la aparente eficacia y corrección, pero debe saber que está ignorando o dejando de lado el conocimiento.*

Respecto a la cuestión sobre el comienzo, es cierto: efectivamente preguntan muchas veces ¿por qué comenzó en ese momento? Nadie puede saberlo. La migraña brota del cerebro. Germina cuando las condiciones son las adecuadas. Las ideas se organizan, son seres vivos, se relacionan unas con otras, se potencian y se anulan, ya sabes: el "parlamento neuronal". Cada idea va construyendo una cuota de probabilidad de ser cierta y entre todas crean niveles de peligrosidad. En un momento dado la probabilidad de peligro alcanza un nivel y automáticamente se descarga el programa "dolor" hacia la pantalla consciente del individuo. Sólo podemos decir que en ese momento el nivel de probabilidad de peligro alcanzó el punto de disparo de dicho programa. A partir de ese momento comienza el proceso de aclarar las posibles causas.

Es un proceso inverso, "bayesiano": a lo largo de los años, influidos por la observación-imitación de dolores ajenos y la información experta, el cerebro construye sin cesar probabilidades de peligro, atribuidas a diversas causas —estrés, meteorología, alimentos, genes, hormonas femeninas...—. Estas supuestas causas o desencadenantes no tienen ningún poder por sí mismas para activar los circuitos defensivos que acaban generando dolor, vómitos e intolerancia a los estímulos. Sin embargo, la docilidad del cerebro humano a la impregnación cultural doméstica permite construir estos niveles de peligrosidad concediendo a todos los factores señalados por la cultura una peligrosidad para la cabeza.

Los conceptos culturales —falsos— de "cabeza sensible, vulnerable" y "vida ajetreada" promueven y dinamizan el proceso de valoración de peligro. En cualquier momento surge el dolor y comienza el proceso bayesiano de averiguar qué puede haberlo generado. El paciente busca en la lista de causas aprendidas —generalmente sin éxito— y si los dolores de cabeza son más frecuentes, intensos y persistentes de "lo normal", si no ceden con "aspirina", comienzan las visitas al "cabecera" y al neurólogo.

El término "MIGRAÑA" aparece para cerrar el capítulo de valoración de lo que sucede: "enfermedad genética misteriosa". El paciente recibirá del neurólogo las mismas explicaciones que ha ido recibiendo más o menos inconscientemente desde que vino a este mundo. Esto resulta reconfortante para su cerebro, peligrosamente reconfortante en este caso. La estructura bayesiana de construir probabilidades de causas que generan posibles efectos —dolor de cabeza en este caso— y tratar cuál de las posibles causas es la responsable hace que cada episodio de dolor refuerce las creencias iniciales. Es un callejón sin salida si la estructura interpretativa sigue inmutable, pero tiene salida si uno se libra de las creencias responsables y ayuda a su cerebro a adquirir los esquemas biológicos adecuados que permiten interpretar al cerebro correctamente la situación.

La gente, sorprendentemente, prefiere oír lo que ya sabe. Las explicaciones extrañas como las de esta consulta, resultan, en muchos casos, incómodas e inaceptables. La primera entrevista es crucial. Al exponer todas estas ideas novedosas hay que evitar que el paciente se cierre en banda.

—Comprendo a los pacientes. Yo lo he entendido y creo que tiene suficiente lógica para ser aceptado, pero, a pesar de su sencillez: "duele porque el cerebro considera que la cabeza está en peligro", suena raro y, sobre todo, complicado para darle la vuelta, para cambiar el chip.

—Los chips del cerebro no son inmutables, sino todo lo contrario. Es el individuo el que se opone a veces al cambio del chip. Prefiere seguir aceptando las doctrinas previas, pues le ofrecen soluciones.

Mantenemos las creencias no por su carga de veracidad, sino por lo que nos prometen y rechazamos lo evidente simplemente porque no parece ofrecernos lo que deseamos.

Nos agrupamos por filias, fobias y credos. Si pertenecemos al grupo A tenderemos a no estar de acuerdo con lo que dice el grupo B. Muchas veces el pertenecer al A o al B es una cuestión de azar, pero, una vez que estamos tocados por la afiliación, nuestras reflexiones estarán influidas por los intereses de supervivencia de nuestro grupo. Parte de la estrategia es negar el pan y la sal al otro colectivo. Sacralizamos nuestras convicciones y seleccionamos al más impresentable y bocazas del bando contrario como representante oficial: la doctrina del chivo expiatorio, ya sabes. Pero como dice Serrat: "nunca es triste la verdad; lo que no tiene es remedio".

—¿Qué prometes a las pacientes?

—Conocimiento sobre la forma de trabajar de nuestro cerebro. Jamás les prometo que su dolor va a desaparecer. Me limito a decirles que existe una alta probabilidad de que cambien las decisiones cerebrales si cambiamos las convicciones sobre la realidad.

—¿Cuántas sesiones se precisan para conseguir el cambio?

—Muchas veces el cambio es inmediato. Ven la lógica de lo que se expone, lo aceptan y se acabó el problema. Se hacen una o dos revisiones para asegurar que se ha comprendido bien el fondo del problema, para evitar interpretaciones precipitadas y poco consistentes. Otras veces se produce la comprensión progresivamente. No siempre funciona. Supongo que al seguir doliendo la cabeza igual o más que antes de las charlas, las pacientes niegan la veracidad a lo que han oído. Algunas pacientes comprenden perfectamente, pero no consiguen que su cerebro les obedezca. No dan con la fórmula de hacer que el programa se desactive. Preguntan insistentemente ¿Qué puedo hacer para que no me duela? Es una pregunta comprensible, pero no tiene una respuesta satisfactoria para ellas.

—¿Cuál es la respuesta?

—Racionalizar. Pensar en todo lo que han aprendido. Imaginar el interior de la cabeza desde el convencimiento de que nada sucede, etc. Algunas contestan: "ya lo hago, pero, al final *tengo que* tomar un analgésico para que se me alivie". "Sin analgésico lo veo imposible". Es comprensible, pero los comentarios son muy sintomáticos de que el nivel de convicción no es profundo. No se han producido las condiciones necesarias para que las ideas arraiguen. No hemos podido con la angustia anticipada por el sufrimiento. La frase: he tenido que tomar un analgésico es equivalente a la de he tenido que encender un cigarro. El cerebro nos retira el malestar en ambos casos por la acción.

—¿Qué crees que pasará con esta señora? Soy optimista. Parece inteligente y creo que ha entendido.

—No lo sé. Los primeros años hacía mis pronósticos. "Es inteligente, escucha y ha entendido; creo que irá bien". Me equivocaba con frecuencia. Ya no hago pronósticos. No basta la voluntad. El dolor descompone mucho el temple. Un músico puede tener bien preparada una partitura para ejecutarla en su casa, pero puede venirse abajo al salir al escenario. Tampoco vale la inteligencia, aunque viene bien. Realmente no tengo ni idea de cómo le va a ir, pero supongo que lo descubriremos en la próxima clase que, espero, sea ya la definitiva.

—Estoy impaciente por ver el resultado. Veo que has sobrevivido a la Navidad…

—No ha sido fácil…

34 Resumiendo

... La alumna está contenta. Esta vez ha conseguido no tomar ningún analgésico. La mayoría de las veces ha superado a su cerebro. Lo ha calmado rápidamente con una casi-reflexión de ¡déjame en paz! Otras veces no ha podido con el miedo cerebral, pero considera que también ha ganado pues no se ha dejado contagiar y ha seguido con sus ocupaciones —y su dolor— sin recurrir a la pastilla, hasta que, al final, el dolor se ha esfumado misteriosamente, sin que sepa por qué y eso le ha hecho sentirse orgullosa de sí misma. Estaba deseando volver a estar con el neuronólogo para presumir de abstinencia absoluta. No ha vuelto a tocar el tema con sus amigas. Ya no le preguntan por sus migrañas...

—¿Cómo le va?

—Muy bien, doctor. No he tomado ningún analgésico.

—Me alegro y le felicito por ello, pero... ¿ha tenido migrañas?

—Alguna ha caído, pero no han sido tan intensas o, al menos, me lo parece. Me hacen sufrir menos. Es como si fueran *algo* que no me está sucediendo a mí, sino a mi cabeza. No sé cómo expresarme.

—No se preocupe, le entiendo perfectamente. ¿Qué ha hecho para defenderse?

—Racionalizo. Pienso. Ya no me lleva mucho tiempo. Se está automatizando la discusión. Basta un gesto interno de no hacer caso. Concentro la atención en la cabeza y la relajo, como si hubiera una cierta tensión, no sé... en los músculos. Es todo muy rápido. Sobre todo, continúo con lo que estaba haciendo. Me va mejor que cuando me metía al cuarto oscuro.

—Hágame un resumen de lo que ha sacado en limpio de estas clases.

—En primer lugar, que dolor no es igual a daño. Que el dolor es *algo* que sirve para alertarnos y que las alarmas se producen porque el organismo es, en origen, asustadizo y recibe además de los expertos una información alarmista.

—¡Estupendo! Siga...

—El cerebro nos deja concentrarnos en nuestros planes mientras está tranquilo, pero, a la menor, enciende los programas de aviso y prevención. Los estímulos que generan nuestras acciones están filtrados por la copia eferente —me ha costado aprenderme esta idea y, sobre todo, el término— siempre que el cerebro piense que no hay ningún peligro. Si, por lo que sea, la memoria de futuro esa, piensa que la cabeza corre peligro, quita el filtro de la copia de la cabeza y comienza a amplificar todos los estímulos. ¿Cómo se llamaba eso...?

—Alodinia.

—¡Eso es! No creo que me aprenda esa palabreja.

—Siga...

—No se me ocurre nada más.

—Necrosis, apoptosis... muerte violenta —desde fuera—, muerte programada —desde dentro—...

—¡Ah sí!, lo de las hojas: se caen en otoño —apoptosis en griego— o las arranca violentamente el viento o una cabra —necrosis—. El árbol no sufre cuando se caen las hojas en otoño o en primavera cuando están enfermas. Nuestras células se reponen constantemente. Hay células otoñales y primaverales. Eso no es motivo de preocupación. En realidad, estamos estrenando trozos del cuerpo continuamente. Todo cambia, aunque parece que no es así.

—La idea importante de la muerte violenta —necrosis— y la programada —apoptosis— es que tanto el dolor como la inflamación son respuestas seleccionadas a lo largo de la evolución para afrontar situaciones excepcionales de destrucción violenta consumada o inminente de nuestras células. La apoptosis no produce ninguna respuesta defensiva. Es ya una respuesta defensiva en sí: "esta célula no hace bien su trabajo, debe morirse —suicidarse— y ser sustituida por una nueva".

Es importante también tener en cuenta la rapidez con la que se producen los cambios: las variaciones progresivas son interpretadas por el organismo como cambios normales. Lo mismo que crece la nariz puede crecer algún borde de una vértebra o bloquearse una articulación. Si la modificación no es aguda, el cerebro ni se inmuta. Vamos cambiando con los años, por fuera y por dentro.

—Se refiere al "dolor de los huesos", supongo.

—Es una reflexión general. Sirve para interpretar correctamente muchas cuestiones.

¿Qué me dice de los analgésicos?

—Me cuesta quitar la idea de que son necesarios para que cambie el dolor. Temo que aún sigo pensando que son remedios eficaces y no acciones o conductas que nuestro cerebro exige. Acepto que tenemos una farmacia interna mucho más poderosa que la externa, pero el problema es que no disponemos de recetas para ella.

—¿Cuál sería el equivalente?

—Supongo que son las ideas, las convicciones. No podemos decirle al cerebro que nos reponga la morfina que ha quitado para que oigamos bien el interior de la cabeza ni que quite la amplificación y coloque el filtro de la copia eferente, pero podemos hacerle ver que está equivocado, aunque no disponemos de una fórmula mágica, unas palabras efectistas. Son nuestras convicciones las que juegan.

—¿Sistema de recompensa? Premios y castigos...

—Me he hecho una idea algo borrosa. El cerebro nos hace sentirnos incómodos para conseguir que hagamos o dejemos de hacer algo. Si obedecemos nos devuelve el bienestar, que consiste en no sentir nada. Creo que nos marca siempre el camino fácil y seguro: el analgésico, el cuarto oscuro, el vómito.

—¡Estupendo! Todo lo que hace que vuelva el bienestar pensamos que es positivo y debe ser repetido, pero, es una trampa, cuando el cerebro está equivocado, cuando ha considerado que estamos en peligro. La valoración de peligro activa el dolor y si los sistemas de memoria de futuro consideran que debe tomarse el calmante, el analgésico, el sistema de recompensa presionará aumentando su intensidad hasta que obedezcamos. Si no basta con el analgésico casero aparecerá la sugerencia de acudir a urgencias a por *algo* en vena. Si es eficaz, el sistema de recompensa exigirá con el mismo registro de dolor que se vaya a por el tratamiento en vena... Como ve, es un peligro.

¿Ha aprendido a desconfiar de la cultura?

—Creo que sí, pero me hace sentirme insegura, frágil. No podemos saber cuándo nos están dando la información adecuada. Estamos hablando además de temas serios, como la salud.

—Bueno, no hay que confundirlo todo. La información sobre enfermedades por parte de la Medicina es correcta y le recomiendo que la tenga en cuenta. El problema surge con las situaciones de sufrimiento producidas por un error, un exceso de evaluación del peligro. En estos casos hay que andar con ojo y no confiar en las propuestas de diagnóstico y tratamiento de los neurólogos. En concreto, en el tema de la migraña, le aconsejo que no crea nada de lo que oficialmente se cuenta.

—No se preocupe. Creo que ya no les creo en esta cuestión. La explicación que me da usted me parece más lógica. Me devuelve también una confianza en que el organismo está mejor de lo que pensaba y que su trabajo está habitualmente bien hecho.

—La doctrina oficial rebaja efectivamente la autoestima del organismo sobre sí mismo. Esa autoestima baja acaba contagiándole a usted. Creo que ya no nos queda nada más que hablar. Como comenta Lorimer Moseley, dirigiéndose a los lectores de su libro *Explain pain*, en este momento, sabe usted de dolor más que la mayoría de los profesionales.

—No me ha quedado muy claro lo de los chismes electrónicos, los sensores esos. Me he hecho una idea confusa.

—No se preocupe. Son artilugios que detectan variaciones de energía: aumentos y descensos de temperatura, estiramientos, compresiones, presencia de ácidos, corrosivos, en definitiva, todo aquello que puede destruirnos. Lo captan y comunican su hallazgo al alto mando. Este valora los datos y toma decisiones en función de muchos factores y circunstancias. Eso es todo. Si el dolor aparece sin que los sensores hayan detectado nada es que el cerebro ha planteado un estado de alerta anticipado. Si esa valoración contagia al individuo aparece la pescadilla...

—Comprendido. Bueno doctor, espero no volver a verlo, al menos en estas circunstancias. Muchas gracias por todo.

—Ha sido un placer. Ha sido una buena alumna. ¡Suerte!

35 Ha venido un neurólogo nuevo al Servicio

... La residente ha cambiado de despacho. Está sentada con un neurólogo nuevo, joven. Está instruido como mandan los cánones de la modernidad: moléculas —genes, chocolate, tabaco, alcohol y comida china...— y estreses. Espera oír nuevas propuestas y sobre todo... soluciones, recetas para ser eficaz. Después de describir los pormenores de sus violentos accesos dolorosos y recibir la tranquilizadora información del neurólogo de que todas las pruebas son normales y que se trata de una "simple" migraña, la paciente le plantea su necesidad de disponer de un tratamiento eficaz. Ha conseguido, por fin, que le atienda un especialista y desearía, al menos, si no la curación —ya le han informado de que la migraña no se cura—, al menos, un alivio. Tampoco le vendría mal una explicación sobre el origen de sus males... La residente comprueba con satisfacción que hay talonarios de recetas sobre la mesa... se le escapa un sutil gesto de aprobación...

Migraña

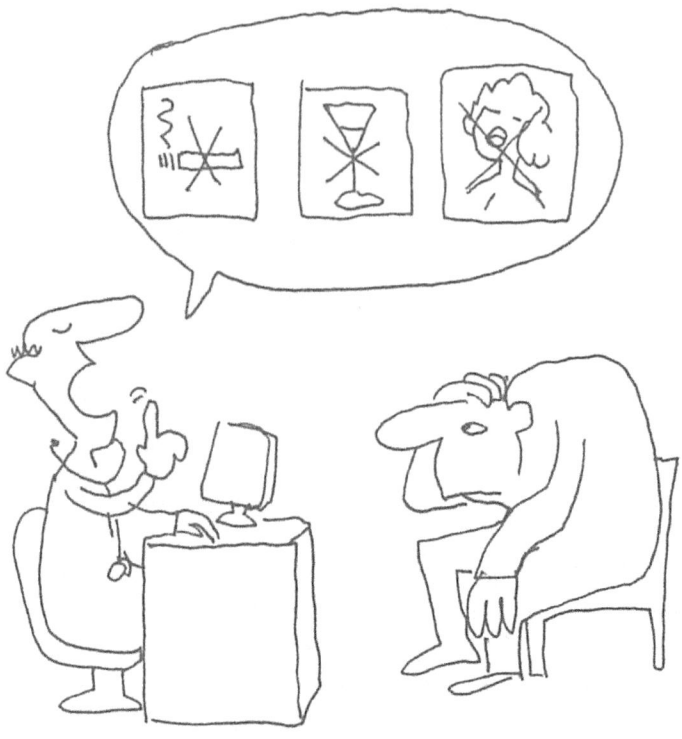

—Tiene usted una migraña. Es una enfermedad de origen genético. Su cerebro tiene una característica especial, determinada por los genes, que hace que responda de forma excesivamente sensible a diversos estímulos como el estrés, los cambios hormonales, algunos alimentos... los excesos...

—No lo relaciono con nada. Aparece, a veces, estando tan tranquila, incluso puedo despertarme ya con dolor.

—Ya le digo, su cerebro no es normal. A veces las crisis se desencadenan por las circunstancias que le he mencionado y, otras, aparecen sin más. Tenemos relojes biológicos que marcan los sucesos del organismo.

—¿Qué puedo hacer para tener menos dolor?

—En primer lugar, debe llevar una vida ordenada, alimentación sana, algo de ejercicio, nada de tóxicos. Duerma con regularidad, trabaje menos horas...

—Creo que no hago nada del otro mundo. Puede que sean mis nervios. Doy muchas vueltas a las cosas.

—Los factores psicológicos son importantes. Efectivamente el que sea usted nerviosa puede facilitar la aparición de las crisis. Debe tomarse la vida con otra filosofía... Intente relajarse.

—¿No hay nada para cortar el dolor? Los calmantes normales, el paracetamol, los antiinflamatorios, ya no me hacen nada.

—Bueno, actualmente tenemos unos fármacos nuevos, modernos, los triptanes, específicos para la migraña. Son algo caros, pero muy eficaces. Además, no sólo debemos tomar fármacos cuando viene el dolor, sino que, en su caso, dado que tiene muchas crisis, sería aconsejable hacer un tratamiento de fondo. Tenemos varias opciones. Le recomiendo este producto.

—¿Qué hace?

—Es un antiepiléptico. En la migraña, como en la epilepsia, las neuronas están hiperexcitables y con este fármaco evitamos que se disparen solas, sin control.

—¿Se cura la migraña, doctor?

—No disponemos hasta el momento de un tratamiento curativo, pero podemos conseguir que disminuyan la frecuencia y la intensidad de las crisis. Es fundamental que siga al pie de la letra nuestras recomendaciones.

—¿Debo tomar pronto el calmante o debo esperar? Por un lado, he comprobado que si me retraso en tomar la pastilla, luego ya no cede, pero, por otra parte, no quiero aficionarme a tomar pastillas. No quiero ser una adicta.

—Debe tomar precozmente el analgésico y retirarse a su habitación, a oscuras. Puede ponerse un paño frío sobre la frente. Es importante, sobre todo, el no esperar a tomar el calmante. Tan pronto como note los primeros síntomas, se toma el analgésico que le he recetado. Si sigue nuestros consejos no tenga miedo, no se hará una adicta. El riesgo aparece con la automedicación. Debe evitarla a toda costa. Es su mayor enemigo. Vuelva dentro de un mes. ¿Alguna cosa más?

—No le quiero robar más tiempo doctor, pero quisiera hacerle una última pregunta: ¿puede traer consecuencias la migraña, en el momento de la crisis o a largo plazo?

—Bueno, ahora estamos viendo con los medios modernos de imagen, que los pacientes con migraña pueden sufrir infartos en el cerebro, el llamado infarto migrañoso. No es frecuente, pero ese riesgo realmente existe. La repetición de crisis, parece que también va produciendo lesiones difusas por el cerebro. Ya le he dicho que se trata de una enfermedad. Se trataría además de una enfermedad crónica, *algo* que va afectando con cada crisis, de forma imperceptible pero acumulada, al cerebro.

—No me asuste, doctor.

—Sólo pretendo que se tome su enfermedad en serio. Cuide sus hábitos, corte las crisis rápidamente y no deje la medicación. Sobre todo, no se automedique. Hemos visto que es una circunstancia que empeora la evolución de la migraña. Tampoco debe abusar de los analgésicos.

—No acabo de entender sus consejos. Por un lado me dice que tome pronto el analgésico, que no espere, pero parece también decirme con eso del abuso que no lo haga...

—Así es. Debe evitar que la crisis se consolide pues contiene su propio peligro. Si actúa correctamente tomando primero los analgésicos y antiinflamatorios habituales y, sólo en caso de necesidad, estos que le he recetado, los triptanes, verá cómo todo va bien. No se tome el analgésico ante cualquier dolorcillo. Sobre todo, no se obsesione con que le va a doler. Volveré a verle en la consulta. Que vaya todo bien.

—Adiós doctor.

36 Todos contentos

... La paciente está encantada. No ha tenido más que dos crisis este mes y han cedido bien con los calmantes que le recetó el neurólogo. Son caros, como le advirtió, pero merece la pena... La residente siente alegría rebosante en sus circuitos cerebrales. Tiene la sensación de que se va la niebla de las especulaciones del neuronólogo y surge el día luminoso y soleado de los remedios a demanda, el mundo feliz de Huxley, el *soma*... el bienestar garantizado: los médicos no siempre curamos... la migraña no se cura... pero lógicamente podemos aliviarla...

—¿Cómo le ha ido?

—Muy bien doctor. Sólo he tenido dos crisis. Estoy muy contenta. ¡Casi no me lo creo! ¡Por qué no habré venido antes!

—¿Hubo algún desencadenante en las dos crisis?

—Que yo sepa, no. ¿Tengo que estar tomando las pastillas de la epilepsia toda la vida?

—Bueno, vamos a ver cómo va todo. Ya veremos. Pida consulta para dentro de 3 meses.

—Adiós, doctor, encantada.

—Que le vaya bien.

Migraña

***

—Enfermera, ¿queda alguien más? Me duele la cabeza.
—No, ya no tiene más pacientes. Hay un representante.
—Dígale que pase.

***

—¿Qué tal, doctor?
—Me pilla en mal momento. Estoy en plena migraña, deseando llegar a casa para meterme a la cama.
—¡Vaya, hombre! No me extraña que tenga usted migraña, con toda la gente que ha visto. Bueno, no le voy a robar mucho tiempo. Sólo quería saludarle. ¿Qué tal por Praga? ¿Qué tal el congreso?
—Bien. Todo muy bien. Praga es una ciudad preciosa.
—Le dejo aquí un poco de información sobre nuestro triptán. Es un estudio donde se demuestra que es el mejor tolerado y el que menos efecto rebote presenta. A lo dicho, ¡Cuídese y no trabaje tanto!

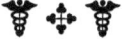

37 Estoy desesperada, doctor

... La paciente acude nuevamente al neurólogo. Hace un mes que la migraña ha cogido nuevos bríos. Estaba encantada con el tratamiento. Apenas tenía crisis y las cortaba con los calmantes, pero ahora no sabe qué pasa que tiene dos o tres crisis por semana y, lo peor, ya no le alivia el calmante. Ha tenido que ir a urgencias a que le pusieran *algo* en vena. Necesita una solución... La residente siente antipatía por la paciente... no colabora... algo no hará bien...

—Doctor, estoy desesperada. ¡Con lo bien que iba! No sé qué me pasa, pero este mes he tenido muchas crisis. Lo peor es que ya no me hacen nada los calmantes.

—Tranquilícese. Vamos a ver: ¿lo relaciona con *algo*? ¿Ha tenido problemas? ¿Cómo está de ánimos?

—¿Cómo quiere que esté, doctor? Estoy desanimada, pero sólo los días que tengo dolor de cabeza. Si estoy bien vuelvo a ser la persona animosa de siempre. Necesito una solución. *Algo* que me corte el dolor o, al menos, me lo alivie para seguir con la tarea.

—Lo que le receté es lo más potente y específico para la migraña. Tiene que tranquilizarse y recuperar el ánimo.

—¿Qué puede haber pasado para producirse este cambio?

—No lo sé. La migraña es una enfermedad misteriosa. Puede que haya influido su estado de ánimo.

—Le repito que soy una persona muy animada. No tengo problemas. Estoy deprimida cuando me duele la cabeza.

—A veces tenemos depresión sin darnos cuenta. Voy a recetarle un antidepresivo. Va muy bien en la migraña descontrolada. Le cambio de calmante. Le pongo otro del mismo grupo, pero más moderno. Acaban de presentarlo en un congreso en Praga... Vuelva dentro de tres meses...

Epílogo

Espero haberle hecho ver que nuestro organismo contiene un omnipresente e inevitable cerebro que valora sin cesar el peligro y nos alerta cuando de sus archivos, en constante procesamiento —estemos tranquilos o agitados, dormidos o despiertos—, surge la hipótesis, el temor a que suceda "algo" en cualquier zona corporal.

La cabeza es un lugar especialmente vigilado. La evolución ha seleccionado todo tipo de recursos para que nada amenazante suceda en su interior, pero la cultura ha tejido una profusa red de expectativas sobre efectos indeseados de agentes y estados absolutamente inofensivos y que, inevitablemente nos acompañarán a lo largo de nuestras vida.

El ser humano no es necesariamente racional. No estamos "diseñados" como organismos dotados genéticamente de inteligencia ni sentido común. Deben adquirirse —sin garantía de éxito— a lo largo de la existencia utilizando la experiencia propia y ajena y la ayuda de los tutores expertos.

La irracionalidad amenaza inevitablemente el proceso de aprendizaje y, al igual que la historia muestra pruebas evidentes de nuestra conducta irracional como individuos y como colectivos, el organismo humano muestra su vulnerabilidad frente a la adquisición de doctrinas y hábitos absurdos. La migraña es una muestra más de esa vulnerabilidad hacia el temor irracional de nuestro cerebro.

Un cerebro migrañoso no contiene ningún defecto. No le sobran ni faltan moléculas ni sus circuitos son genéticamente hiperexcitables. Un individuo migrañoso no hace nada que justifique la tortura del dolor y los vómitos. El cerebro y el individuo migrañoso son, simplemente, cerebros y/o individuos equivocados, instruidos en el seno de una cultura alarmista.

En el momento actual disponemos de mucha información sobre salud y enfermedad, pero ello no garantiza que estemos bien informados. El sufrimiento físico y psicológico campa a sus anchas en nuestra especie y una multitud de ofertas diagnósticas y terapéuticas se disputan el mercado de su análisis y control. Genes, alimentos, energías varias, estados mentales, fármacos, agujas, hierbas, hábitos, hormonas, campos magnéticos, corrientes... forman parte de la parafernalia de explicaciones y remedios, de la llamada "ciencia basura".

Junto a esta ciencia basura se desarrolla la verdadera ciencia, la que sin servidumbres de mercado intenta avanzar en el conocimiento del funcionamiento de nuestro organismo. Físicos, químicos, biólogos, matemáticos, ingenieros, lógicos, lingüistas, psicólogos, informáticos y algún psiquiatra y neurólogo atípicos, analizan desde todos los ángulos posibles la estructura y función del cerebro. Su trabajo segrega conocimiento fiable, pero este conocimiento no acaba de interesar a los médicos ni a los "alternativos" por motivos varios que no vienen al caso.

El cerebro construye convicciones e incertidumbres, confianzas y recelos. Asigna probabilidades a cuanto nos conforma y rodea y actúa en consecuencia sin esperar a que suceda lo que teme.

Un cerebro migrañoso está definido por el conjunto de probabilidades de daño que asigna a los estados, agentes, lugares y momentos. Si pudiésemos "inyectar" ideas migrañosas en todos los cerebros humanos, todos seríamos migrañosos. Si pudiéramos liberar a los pacientes migrañosos de esas mismas ideas les liberaríamos también de sus migrañas.

Desconozco si usted es migrañosa o migrañoso. Si, desgraciadamente, ha sufrido el maltrato irracional y descontrolado de las crisis espero que el libro pueda poner una pizca de sentido común en su cerebro y se haya inclinado la balanza de los debates neuronales entre los circuitos alarmistas y confiados hacia estos últimos. Si no conoce el sufrimiento migrañoso espero que la lectura del libro le haga respetar las crisis de sus allegados migrañosos y que su cerebro salga fortalecido en su inmunidad frente al alarmismo irracional.

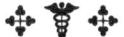

MIGRAÑA

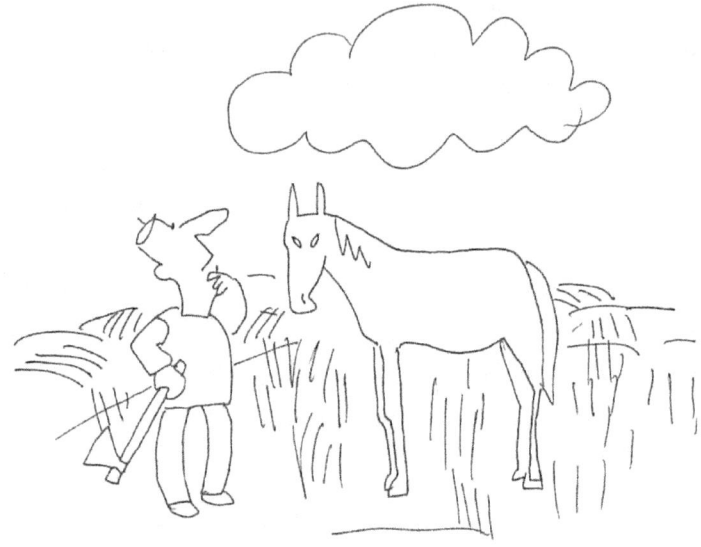

"¿Cómo me va a doler la cabeza si lo único que tengo en ella es la preocupación por la mula, la pieza de cebada y el cielo?"
—Un abuelo campesino, en la consulta—

Un único consejo...

Racionalice...

Controle con el conocimiento...

Las tendencias emocionales de su cerebro...

Alimentadas por la cultura alarmista...

Post data: ¡puede comer chocolate!

Su cerebro biológico lo agradecerá, pero no abuse...

La Naturaleza, la evolución, ha acoplado las sensaciones placenteras a cuestiones que se nos resisten y que implican esfuerzo e incertidumbre... El cerebro biológico está seleccionado para un entorno difícil, sin confiterías. Desconfíe de las facilidades de nuestro mundo moderno...

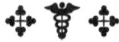

Apéndice - ideas escollo

En el proceso de eliminar las crisis migrañosas por reprogramación cerebral se interponen una serie de convicciones o temores fuertemente arraigados en nuestro cerebro. Estas convicciones-temor se activan con desencadenantes variados en cada paciente.

Expongo las más frecuentes. Identifique las suyas y trabájelas: el trabajo consiste en reflexionar sobre la idea o asociación errónea e imaginar la interpretación o representación correcta.

He heredado la migraña de mis padres

En los casos de migraña familiar pensamos que los genes determinan inevitablemente la aparición de las crisis. Este tipo de herencia se puede aplicar a rasgos muy concretos como el color de los ojos, la posibilidad de arquear la lengua o algunas enfermedades, generalmente raras. En la transmisión familiar de rasgos son más importantes los elementos de imitación-educación.

El cerebro es muy complejo y nunca podré entenderlo

Al exponer los conceptos de generación cerebral del dolor intentamos explicar conceptos novedosos que, aparentemente, son difíciles de entender. No se obsesione con los términos técnicos y quédese con las ideas. Estas ideas las aplicamos cotidianamente a la interpretación de la realidad. Reflexione sobre los ejemplos. Son el envase que permite incorporar conocimiento a nuestro cerebro. Quédese con ideas sencillas: por ejemplo, que el cerebro es un órgano que valora el peligro y nos advierte a su manera de que estamos amenazados. La forma de hacerlo es activando programas: en la migraña, el programa dolor, intolerancia digestiva y refugio en un lugar sin estímulos. No se deje invadir por sentimientos de incapacidad. Proteja su autoestima.

Todas las *semanas* tengo una o dos crisis

El desencadenante es a veces un patrón de medida del tiempo. El cerebro dispone de la función reloj y activa sus programas simplemente porque se ha construido el activador: "una vez por semana". Es un efecto reloj. No existe ninguna perturbación que pueda generar esa periodicidad. Imagine lo absurdo que sería un horno que se enciende una vez por semana independientemente de que vaya a utilizarlo o no para hacer un asado.

Me *afectan* los cambios de tiempo

Los seres vivos son sensibles a los cambios en general y a los cambios meteorológicos en particular. Obligan a reevaluar nuestras tareas. Esta sensibilidad biológica al cambio de tiempo era importante para la vida de nuestros antecesores en la sabana, pero ha perdido importancia en la sociedad moderna actual en la que tenemos garantizado el cobijo y los alimentos. El viento es peligroso si se trata de un huracán y estamos debajo de un árbol. La humedad exterior no llega a penetrar al interior ya que cambia tan pronto como contacta con las mucosas. Reproduzca mentalmente el proceso de entrada del vapor de agua mezclado con el aire y su recorrido por vías aéreas. No acepte explicaciones mágicas o inconsistentes. No dé por bueno todo lo que dice "la sabiduría popular". Generalmente no contiene más que afirmaciones infundadas. La doctrina oficial sobre migraña está sospechosamente identificada con la sabiduría popular.

No puedo probar el alcohol

Muchos migrañosos tienen crisis si han consumido alcohol. Dan por sentado que el "alcohol afecta a la cabeza". Es cierto que el alcohol penetra en el sistema nervioso y modifica la actividad neuronal. El efecto biológico es el de inhibir, atenuar, la transmisión de señales. Esto puede tener efectos variables según los individuos. A dosis razonables y fuera de contexto —reuniones, cenas— el efecto será mínimo y se limitará a un cambio en el estado de ánimo o conducta. Los sensores de daño sólo se activan con estímulos muy concretos: aquellos que destruyen violentamente nuestros tejidos. No existe ninguna explicación biológica consistente que explique la acción de desencadenante por mecanismos químicos. Existen sin embargo, razones psicológicas: expectativas, creencias, condicionamiento... que explican claramente el efecto. Aun suponiendo que fuera cierta la capacidad química de hacerlo no se explica por qué se activa el dolor en la cabeza y no en el codo, por ejemplo.

El chocolate me encanta, pero no puedo probarlo, ya que me cuesta una crisis de migraña

El dulce está potenciado por la biología. En la naturaleza sólo existe en la miel, en el abdomen de las hormigas-odre y en la fruta madura. En recién nacidos basta aplicar el sabor dulce en la boca para que se segreguen opiáceos —*endorfinas*— y por tanto se produzca un efecto analgésico. Este efecto lo utilizan las enfermeras para aliviar el dolor al intentar pinchar una vena. La cultura consigue invertir el valor de las cosas. Lo que la biología premia la cultura reprime. Es frecuente que los pacientes con migraña por chocolate o queso curado puedan disfrutarlo al descatalogarlo rápidamente cuando se les hace ver que se trata de un efecto expectativa, un *efecto nocebo*.

Todos los fines de semana tengo migraña

Hay muchos pacientes que sólo tienen migraña los fines de semana. Es un efecto calendario. El fin de semana está en números rojos. Generalmente son pacientes muy trabajadores, identificados con su actividad laboral. Su cerebro aplica la evaluación:

"trabajas demasiado", respeta la actividad los días laborables y activa el programa de recriminación cuando cesa el trabajo. No es cierto que la actividad mental concentrada en una tarea consuma más energía o recursos neuronales que el estar pensando en Babia. Cuando no estamos concentrados conscientemente en una tarea se activa una red de procesamiento llamada "modo por defecto" que aprovecha el alto para remover episodios biográficos, considerar el futuro y hacer cábalas sobre lo que pensará de nosotros el prójimo. Cualquier estado de ánimo o de relajación puede iniciar las crisis. La relajación, la ausencia de tareas, no es obstáculo para que el cerebro encienda un programa de alerta. Un amigo mío padecía desde hacía al menos veinte años migrañas de fin de semana. Le expliqué el proceso durante una cena de viernes. Al día siguiente le encontré y me confesó con ironía: "¡así que mi cerebro... llevo ya cinco aspirinas...!" Repasamos los conceptos nuevamente, se dio cuenta de que había entendido mal y ya no ha vuelto a tener crisis. Descatalogue su actividad laboral como una amenaza o inconveniencia para la cabeza.

No creo que sólo con palabras se pueda ir el dolor

"Las palabras" son algo más que simples palabras. Contienen significados y nuestro cerebro es un ávido consumidor y constructor de ellos, especialmente si se refieren a algo tan importante como la integridad del organismo. En la Universidad de Torino el grupo de Fabrizzio Benedetti ha demostrado cómo manejando información se puede convertir una crema inerte en un analgésico o producir el efecto contrario, proalgésico: basta cambiar un verbo, "esta crema le va a *aumentar* el dolor" por "esta crema le va a *aliviar* el dolor". Rebaje la fe en los efectos mágicos de los fármacos y aprenda a ver la trascendencia de las convicciones.

Intento no tomar el calmante, pero al final tengo que hacerlo.

La experiencia de una acción positiva del analgésico en otras crisis introduce una asociación peligrosa entre el beneficio atribuido erróneamente al calmante y el hecho de que usted haga la prueba de no tomarlo. Se activa un mecanismo conocido como reflejo condicionado que presiona hacia su consumo. Al obedecer, el cerebro desactiva el programa dolor y usted piensa que la propuesta de imaginar que nada sucede en su caso no sirve, pero la química del analgésico sí. La conclusión es errónea. Sustituya en la reflexión analgésico por tabaco. "Intento hacer lo que me dice. Pienso que no hay ningún motivo para encender el cigarro y muchos motivos para no hacerlo, pero me encuentro cada vez peor... y al final tengo que encender varios..."

No entiendo eso de hablar con mi cerebro

No se trata de hablar con un espíritu u otra persona imaginaria. Lo que consideramos como "estoy pensando" en realidad es un diálogo cerebro-individuo. Se producen cerca de quince flashes de ida y vuelta por segundo. Para nosotros es el curso normal de nuestras ideas. Simplemente se trata de que estas ideas estén cargadas de racionalidad: "no sucede nada, mi red neuronal está activando erróneamente el programa de peligro en la cabeza..." Es el mismo mecanismo que el de generación de un bulo: alguien le cuenta algo increíble y a usted le convence o, al contrario, le parece ridículo, en cuyo caso el bulo se disuelve.

Los calmantes normales ya no me hacen nada y tengo que ir a urgencias

La idea de que "el cuerpo se hace a los fármacos" es correcta sólo si se matiza. Cuando entra una sustancia potencialmente tóxica se activa un proceso de desintoxicación en el hígado. Si se produce un consumo crónico el hígado mejora la velocidad de las reacciones de desintoxicación y es necesario aumentar algo la dosis para conseguir el mismo efecto. Los analgésicos pierden muchas veces brusca y misteriosamente su efecto y se inicia un proceso desesperado de búsqueda del calmante eficaz que acaba generalmente en la visita angustiada a Urgencias para recibir "algo en vena". Esta pérdida de eficacia no tiene explicación química, sino que es debida a la forma en que está siendo evaluada la situación de la cabeza y la eficacia de los calmantes normales orales o intravenosos. El organismo tiene a su disposición algo más eficaz que las venas para introducir analgésicos: las propias neuronas y los circuitos del sentido del daño, puede inyectar directamente allí opiáceos —"morfinas" o "endorfinas", como quiera—. Ninguna técnica moderna de aplicación de analgésicos puede conseguirlo. No es tampoco una cuestión química, sino de toma de decisiones dentro de la red neuronal. Peligro en cabeza = dolor; tómese un analgésico; el dolor aumenta; ¡acúdase a Urgencias a por algo en vena!; retírese la alarma.

Hoy en día existen medios para quitar cualquier dolor

Rebaje su fe en la Medicina Moderna en este terreno. Recupere la confianza en su organismo, pero intente educarlo adecuadamente para conseguir decisiones razonables. No tenemos la capacidad de eliminar ninguna percepción de forma específica. Nos limitamos a contentar al cerebro cuando nos exige una conducta.

He intentado hacer lo que usted dice, pero no me funciona

No debe someter la veracidad de lo que he expuesto en el libro a la prueba de la eficacia. Concentre su atención en las ideas, fuera y dentro de las crisis e intente ganar progresivamente batallas. Que no consiga dejar de fumar no quiere decir que sea falso que el tabaco es tóxico y que tiene usted unos hábitos y conductas que debería controlar. Vaya ganando batallas, aunque pierda alguna de vez en cuando. Se trata de un proceso de aprendizaje.

En todas las menstruaciones tengo migraña varios días antes de la hemorragia. Me cuesta trabajo creer que no se trata de un problema hormonal.

El proceso de eliminación de la mucosa uterina, preparada para anidar el óvulo fecundado, es un acontecimiento natural absolutamente predecible y controlable por el organismo. Se produce por muerte programada, apoptosis. Si este proceso está evaluado como peligroso se activarán las alarmas. No tiene sentido que se tema por la integridad de la cabeza durante la menstruación. No corre peligro de contraer una meningitis o de que se rompa una arteria. Imagine el proceso tal como lo hacía una paciente exitosa desde una perspectiva de despegamiento lento y delicado de la mucosa.

Todo esto son especulaciones. En realidad, no sabemos gran cosa del cerebro

Todo lo que contiene el libro está apoyado en investigaciones que demuestran lo que en él se afirma. Disponemos hoy en día de mucho conocimiento sobre dolor. La afirmación más importante que podemos hacer desde ese conocimiento es concienciar a ciudadanos y profesionales de la importancia de las creencias y del peligro de que puedan ser falsas no por culpa de los pacientes, sino de sus instructores.

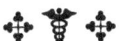

Lecturas recomendadas

La teoría formulada sobre origen de la migraña en el libro es personal y sólo la encontrará, que yo sepa, en estas páginas. Los libros de autoayuda sobre migraña o dolor de cabeza se enmarcan dentro de las doctrinas oficiales al uso y le explicarán todo lo que ya usted ha oído tópicamente sobre el tema. Sólo conozco un libro, realmente extraordinario para mi gusto, que defienda una posición similar a la mía, aunque aplicada al dolor de aparato locomotor: *Explain pain*, ya citado en el texto. Desgraciadamente, no está traducido. Si sabe inglés, se lo recomiendo vivamente.

Hay muchos libros sobre cerebro. Selecciono unos pocos que le pueden ayudar a completar una idea básica sobre funciones cerebrales básicas, cotidianas. Existe mucha y buena investigación en revistas de neurociencia sobre temas tocados en el libro como: nociceptores, modulación central del dolor, matriz neuronal del dolor, psicología de la percepción, imaginación, copia eferente, neuronas espejo, cognición social, sistema de recompensa, imaginación guiada, necrosis-apoptosis, terapia cognitiva-conductual, percepción de enfermedad ... pero resultarían excesivamente técnicos y he preferido no incluir bibliografía técnica por tratarse de un libro dirigido al ciudadano no profesional.

Mi intención al escribir el libro ha sido la de revisar exhaustivamente todo lo publicado sobre dolor y red neuronal desde múltiples ángulos e integrarlos en un formato sencillo apoyado en ejemplos y metáforas. Todos los conceptos recogidos en el libro están avalados por investigadores en neurociencia del máximo nivel. El carácter novedoso de lo que ha leído se explica por el enorme distanciamiento existente hoy en día entre la neurociencia cognitiva, poco publicitada en el contexto sanitario, y el modelo biomédico —molecular-farmacológico— ampliamente difundido en los medios.

1. Jennifer Ackerman. *Un día en la vida del cuerpo humano*. Ariel 2008

2. David S. Butler, G. Lorimer Moseley. *Explain pain*. Noigroup publications. Adelaide. 2003

3. Antonio R. Damasio. *La sensación de lo que ocurre*. Editorial Debate. 2001

4. Chris Frith. *Descubriendo el poder de la mente*. Ariel, 2008

5. Jeff Hawkings, Sandra Blakeslee. *Sobre la inteligencia*. Espasa 2005

6. Rodolfo Llinás. *El cerebro y el mito del yo.* Editorial Belacqua 2003

7. José Antonio Marina. *Teoría de la inteligencia creadora.* Anagrama 1993

8. Jesús Mosterín. *La naturaleza humana.* Espasa-Calpe 2006

9. Javier Tirapu. *¿Para qué sirve el cerebro? Manual para principiantes.* Desclée De Brouwer, Serendipity. 2008

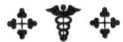

Este libro es la punta del iceberg. Si quieres saber más sobre nosotros, hay varias formas: Arturo mantiene un blog desde el año 2009 (arturogoicoechea.com).

Además, hemos creado GoiGroup, un rinconcito para pacientes y profesionales con herramientas para abordar y afrontar el dolor, y donde te animamos a que trastees (goigroup.org): encontrarás cursos, webinarios, afrontamientos, testimonios de padecientes y profesionales y mucho más.

www.ingramcontent.com/pod-product-compliance
Lightning Source LLC
Chambersburg PA
CBHW071348210526
45465CB00001B/16